协和医院专家告诉你

高血压

吃对吃好更有效

李　宁 主编
中国协和医科大学副教授
北京协和医院营养科副主任医师

陈国军 主编
中餐高级技师
北京市交通培训中心厨师长

U0376187

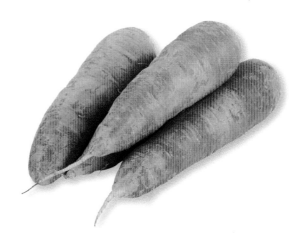

吉林科学技术出版社

图书在版编目（CIP）数据

高血压吃对吃好更有效/李宁，陈国军主编. —长春：吉林科学技术出版社，2014.7
ISBN 978-7-5384-8034-4

Ⅰ.①高… Ⅱ.①李… ②陈… Ⅲ.①高血压－食物疗法
Ⅳ.①R247.1

中国版本图书馆CIP数据核字（2014）第149415号

高血压吃对吃好更有效

主　编	李　宁	陈国军						
编委会	李　宁	陈国军	刘红霞	牛东升	李青凤	石艳芳	张　伟	石　沛	张金华
	葛龙广	戴俊益	李明杰	霍春霞	高婷婷	赵永利	余　梅	李　迪	李　利
	王能祥	费军伟	杨纪云	张爱卿	常秋井	吕亚娜	安　鑫	石玉林	樊淑民
	张国良	李树兰	谢铭超	王会静	陈　旭	王　娟	徐开全	杨慧勤	卢少丽
	张　瑞	李军艳	申　琦	崔丽娟	季子华	吉新静	石艳婷	陈进周	李　丹
	逯春辉	李　鹏	李海艳	李　军	高　杰	高　坤	高子珺	杨　丹	李　青
	梁焕成	刘　毅	韩建立	高　赞	高志强	高金城	邓　晔	常玉欣	黄山章
	侯建军	李春国	王　丽	袁雪飞	张玉红	张景泽	张俊生	张辉芳	张　静
	张　莉	赵金萍	崔文庆	石　爽	王　娜	金贵亮	程玲玲	段小宾	王宪明
	杨　力	孙君剑	张玉民	牛国花	许俊杰	杨　伟	葛占晓	施慧婕	徐永红
	张进彬	王　燕							

全案策划　　悦然文化
出版人　　李　梁
策划责任编辑　吴文凯　赵洪博
执行责任编辑　郭　廓
封面设计　　杨　丹
开　　本　710mm×1000mm　1/16
字　　数　228千字
印　　张　17.5
印　　数　1-10000册
版　　次　2014年8月第1版
印　　次　2014年8月第1次印刷
出　　版　吉林科学技术出版社
发　　行　吉林科学技术出版社
地　　址　长春市人民大街4646号
邮　　编　130021
发行部电话/传真　0431-85677817　85635177　85651759
　　　　　　　　　　85651628　85600611　85670016
储运部电话　0431-84612872
编辑部电话　0431-86037698
网　　址　www.jlstp.net
印　　刷　延边星月印刷有限公司
书　　号　ISBN 978-7-5384-8034-4
定　　价　39.90元

前言

　　近年来高血压患病率呈持续增长趋势，尤其是心脑血管病的其他危险因素（血脂异常、肥胖、糖尿病等）也呈明显上升趋势，加快了高血压患病率的增长速度。高血压不但发病率高，而且会引起严重的心、脑、肾等并发症，致残率和死亡率极高。

　　虽然高血压对身体的危害很大，但是高血压是可以预防、控制的。高血压患者在做好药物治疗的基础上，可以通过饮食疗法，将血压控制在正常水平，像健康人一样生活。为了让高血压患者了解饮食疗法原则，明确吃什么是对的而且对治疗更有效，如何预防并发症，我们特别编撰了这本书。

　　本书在绪论中向您介绍了高血压的相关知识，在了解高血压的基础上，做到早发现、早治疗；第一章介绍了高血压患者饮食要从低盐开始，如何做到低盐又美味；第二章详细解读脂肪和糖对高血压的影响，饮食要做到低脂低糖，避免肥胖和糖尿病的发生；第三章阐述了11种营养素对降压的好处；第四章从"百分百推荐理由""怎么搭配最好""宜吃？忌吃？营养专家告诉你"三个方面深度解析了60种有效降压食物，并提供了有辅助降压效果的食谱，更方便您的烹饪制作，让您的饮食控制效果更佳；第五章介绍了13种辅助降压中药；第六章针对7种常见并发症，详细阐述了"营养专家给的饮食忠告"，并推荐菜谱，便于大家做到有效预防和控制并发症。

　　高血压患者吃对吃好会有效控制血压，希望广大朋友抛开罹患高血压后什么都不敢吃的忐忑不安情绪，吃得正确、吃得高兴，早日恢复健康身体。

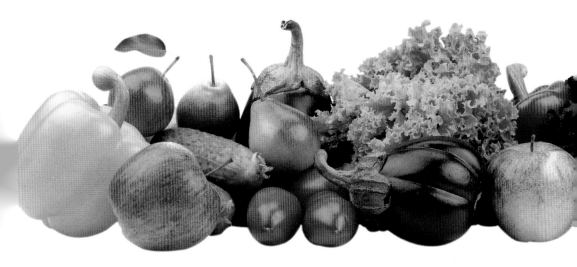

60种降压食材大搜集

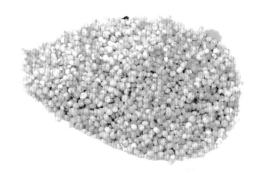

> 糙米
糙米可促进钠的代谢。

> 小米
小米可减少脂肪吸收。

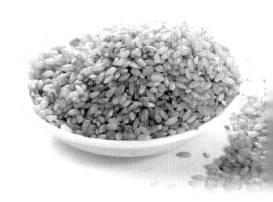

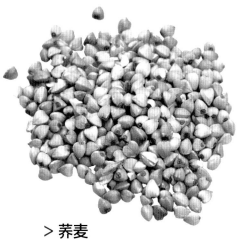

> 玉米
玉米可保持血管弹性。

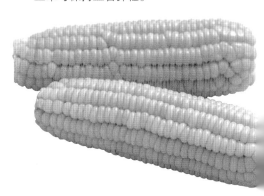

> 荞麦
荞麦可抑制血压上升。

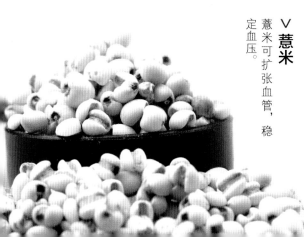

∨ 薏米
薏米可扩张血管，稳定血压。

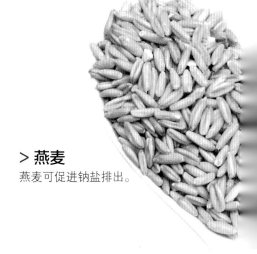

> 燕麦
燕麦可促进钠盐排出。

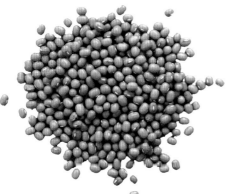

> 黄豆

黄豆可改善血管弹性，稳定血压。

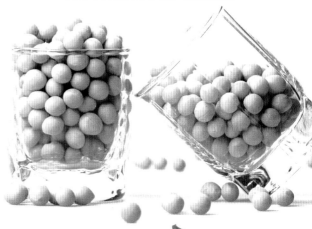

> 绿豆

绿豆可利尿、排钠，辅助降压。

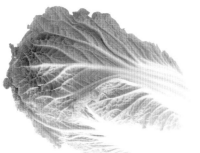

> 白菜

白菜可使血流通畅，稳定血压。

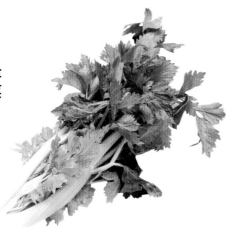

> 菠菜

菠菜含胡萝卜素和膳食纤维，有助于减少脂肪吸收。

∨ 芹菜

芹菜可增加血管弹性。

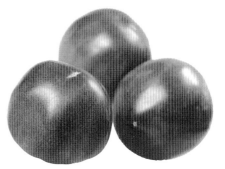

> 番茄

番茄含番茄红素，抗氧化、改善血管弹性。

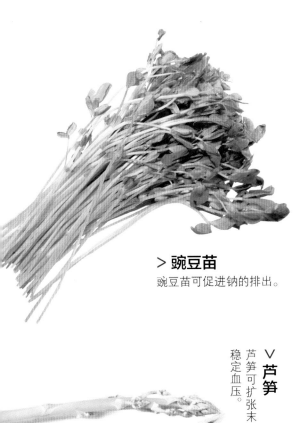

> **豌豆苗**

豌豆苗可促进钠的排出。

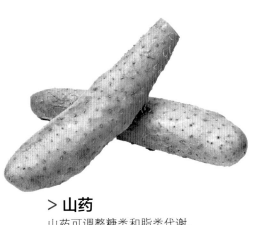

> **山药**

山药可调整糖类和脂类代谢。

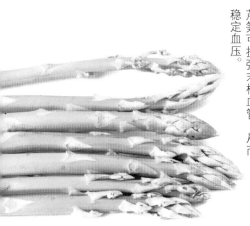

∨ **芦笋**

芦笋可扩张末梢血管，从而稳定血压。

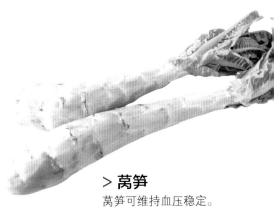

> **莴笋**

莴笋可维持血压稳定。

> **红薯**

红薯可维持血管弹性，稳定血压。

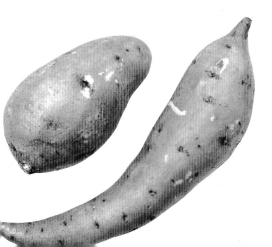

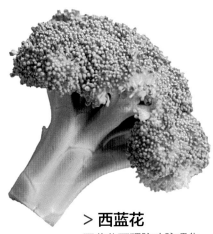

> **西蓝花**

西蓝花可预防动脉硬化。

> **白萝卜**

白萝卜有助于控制体重、稳定血压。

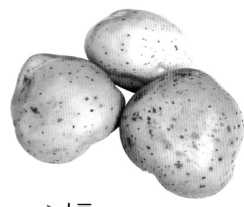

> **土豆**

土豆有助于排除体内多余的钠。

> **茄子**

茄子富含芦丁，对血管健康有益。

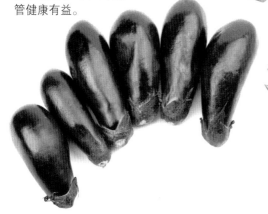

> **韭菜**

韭菜富含纤维，有助于减少脂肪吸收，控制体重。

> **油菜**

油菜富含钙，有助于控制血压。

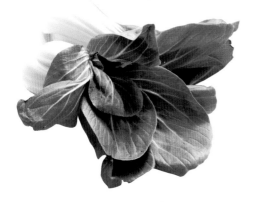

> **胡萝卜**

胡萝卜可加强血液循环。

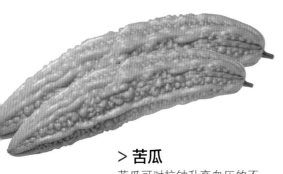

> 苦瓜

苦瓜可对抗钠升高血压的不利影响。

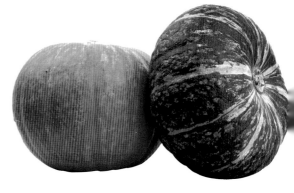

> 南瓜

南瓜适合中老年人和高血压患者。

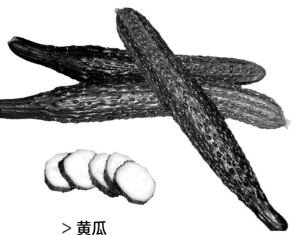

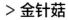

> 黄瓜

黄瓜可控制体重，稳定血压。

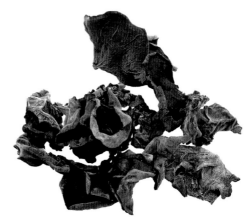

> 黑木耳

黑木耳对高血压患者有较好的辅助治疗作用。

> 金针菇

金针菇纤维含量高，适合肥胖的高血压患者。

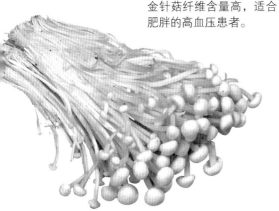

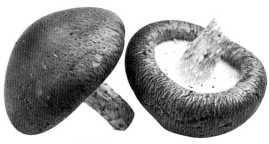

> 香菇

香菇可保护血管健康，适合高血压患者常食。

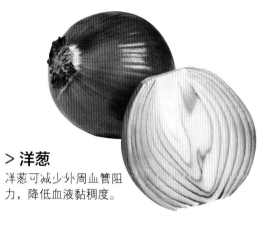

> 洋葱

洋葱可减少外周血管阻力，降低血液黏稠度。

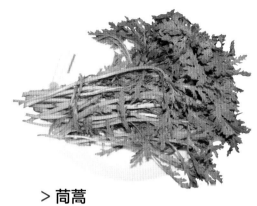

> 茼蒿

茼蒿可稳定情绪，从而稳定血压。

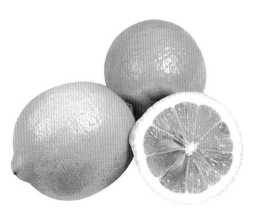

> 柠檬

柠檬可减轻钠对血压的不利影响。

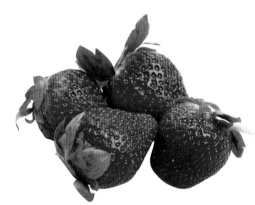

> 草莓

草莓具有调节血压的功能。

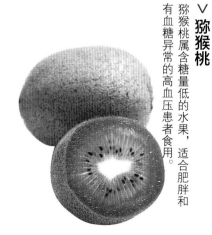

∨ 猕猴桃

猕猴桃属含糖量低的水果，适合肥胖和有血糖异常的高血压患者食用。

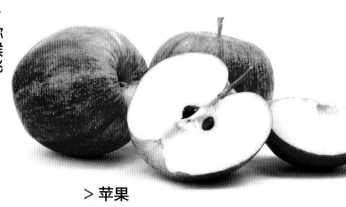

> 苹果

苹果富含果胶及钾，适合高血压患者食用。

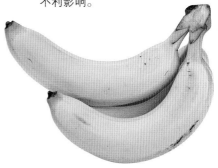

> 香蕉

香蕉富含钾，能对抗钠对血压的
不利影响。

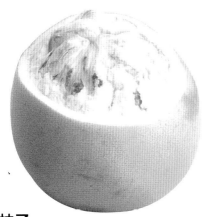

> 柚子

柚子有利于高血压患者控制病情。

∨ 山楂

山楂有消脂作用，适合肥胖
的高血压患者。

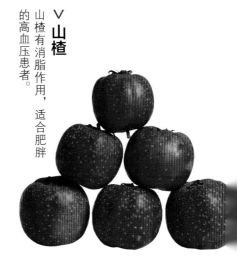

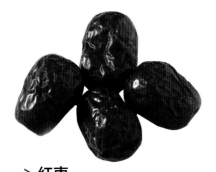

> 西瓜

西瓜有利尿作用，适量食用有助于稳
定血压。

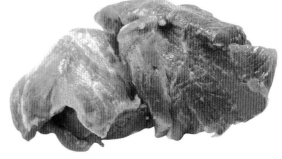

> 红枣

红枣富含多种有益于血管健康
的物质。

> 猪瘦肉

猪瘦肉提供丰富蛋白质及 B 族维生素、铁
等，属于红肉，高血压患者可适量摄入。

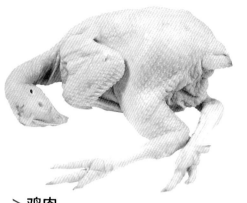

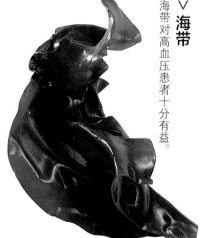

> **牛瘦肉**
牛瘦肉富含 B 族维生素，属于红肉，
高血压患者可适量食用。

> **鸡肉**
鸡肉低血脂、高蛋白，属于白肉，
适合心血管疾病患者选用。

> **鸭肉**
鸭肉富含多不饱和脂肪酸，高血
压患者可适当食用。

∨ **海带**
海带对高血压患者十分有益。

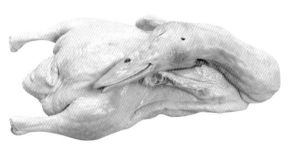

> **带鱼**
带鱼对心血管系统有很好的
保护作用。

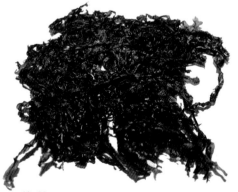

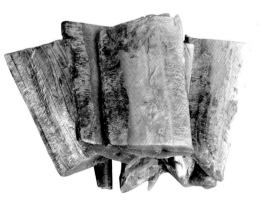

> **紫菜**
紫菜富含纤维、碘等，适合高血压患
者选用。

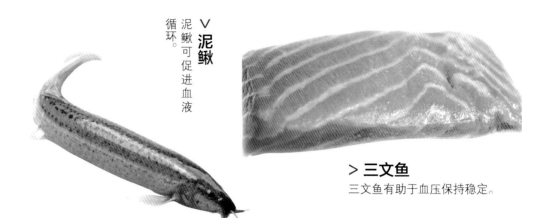

∨ 泥鳅
泥鳅可促进血液循环。

> 三文鱼
三文鱼有助于血压保持稳定。

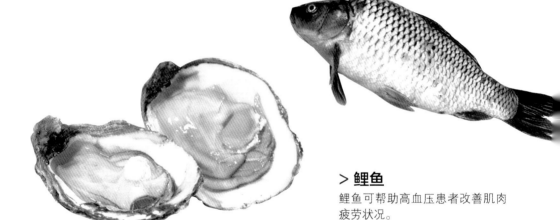

> 鲤鱼
鲤鱼可帮助高血压患者改善肌肉疲劳状况。

> 牡蛎
牡蛎富含牛磺酸，对血管健康有好处。

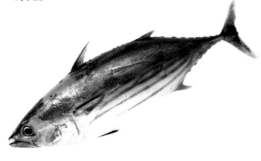

> 金枪鱼
金枪鱼可辅助降低血压。

> 海蜇
海蜇富含牛磺酸、碘，适合高血压患者食用。

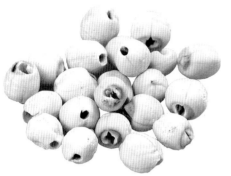

> **莲子**

莲子富含维生素、矿物质，脂肪含量极低，适合患高血压患者食用。

> **大蒜**

大蒜有助于血压正常化。

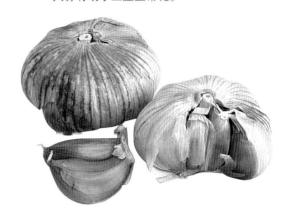

> **枸杞子**

枸杞子可滋阴潜阳、平肝降压。

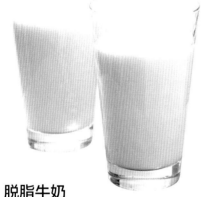

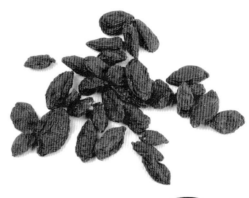

> **脱脂牛奶**

脱脂牛奶有助于维持血压稳定。

> **绿茶**

绿茶所含的儿茶素、多酚均对心血管健康有益。

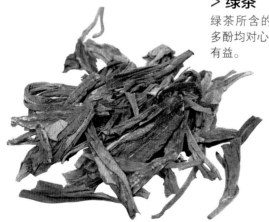

∨ **醋**

醋作为调味品，可减少盐的摄入，适合高血压患者选用。

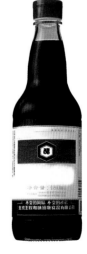

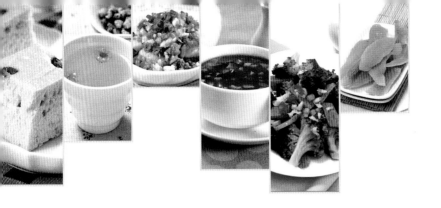

目 录
CONTENTS

第 1 章

吃对补对
从低盐饮食开始

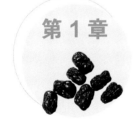

第2章 从选材到烹饪 低脂低糖很关键

第3章 降压营养素 让血压平平稳稳

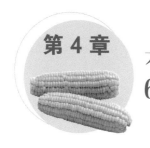

第 4 章 有效降压的 60 种食材

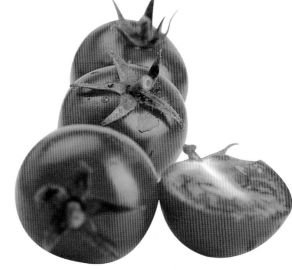

水果类

肉类

水产类

其他

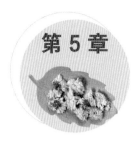

第5章 随手可得的中药材保健效果好

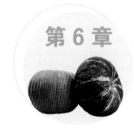

第6章 控制高血压并发症饮食有方

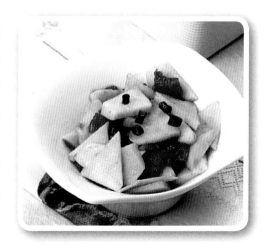

关注一下你的血压吧

什么是血压

人的血管可分为动脉、毛细血管和静脉，所以，血压可分为动脉血压、毛细血管压和静脉压。血液对动脉管壁的侧压力就是动脉血压。通常说的血压是指从动脉（如肱动脉）测的数值，因此平时所说的血压即指动脉血压。

血管里的血压，犹如水管里的水。血液对血管壁的压力，犹如水对水管的压力。当血管扩张时，血压下降，血管收缩时，血压升高。

血压指血管内的血液对于单位面积血管壁的侧压力，即压强。心室收缩，血液从心室流入动脉，此时血液对动脉的压力最高，称为收缩压。心室舒张，动脉血管弹性回缩，血液仍慢慢继续向前流动，但血压下降，此时的压力称为舒张压。

血压常使用血压计测定，血压计以大气压为基数。如果测得的血压读数为 12kpa，即表示血液对血管壁的侧压力比大气压高 12kpa。

如何自测血压

每天清晨醒来时便测血压

清晨醒来时的血压水平反映了所服降压药物的药效能否持续到次日清晨。如果早晨血压极高，则应测 24 小时内的动态血压，以便了解睡眠时的血压状况。如果血压在夜间睡眠时和白天的水平大体相同，则应当在睡前加服降压药；如果夜间睡眠时的血压低而清晨却突然升高，则应根据实际情况在醒来时甚至清晨 3~5 点时提前服用降压药。

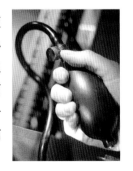

测服降压药后 2~6 小时的血压

因为短效制剂一般在服药后 2 小时即达到最大程度的降压效果，中效及长效制剂降压作用高峰分别在服药后 2~4 小时、3~6 小时出现，这一时段测量血压基本反映了药物的最大降压效果。

正常血压的标准

计算血压的单位一般有毫米汞柱（mmHg）和千帕（kPa），它们之间换算时以毫米汞柱乘以4再除以30，就得到血压的千帕值，反之也可以。

正常的血压范围是收缩压在12.0~18.7kPa（90~140mmHg）之间，舒张压8.0~12.0kPa（60~90mmHg）之间。

1999年，中华人民共和国卫生部参考世界卫生组织的标准，制定了我国的高血压诊断标准：在未服用降压药物的情况下，舒张压大于等于90毫米汞柱（mmHg）或收缩压大于等于140毫米汞柱（mmHg）可诊断为高血压。

各年龄段平均正常血压参考值

年龄	收缩压（男）	舒张压（男）	收缩压（女）	舒张压（女）
16~20	15（115mmHg）	9.7（73mmHg）	15（110mmHg）	9.3（70mmHg）
21~25	15（115mmHg）	9.7（73mmHg）	15（110mmHg）	9.4（71mmHg）
26~30	15（115mmHg）	9.9（75mmHg）	15（112mmHg）	9.7（73mmHg）
31~35	16（117mmHg）	10.1（76mmHg）	15（114mmHg）	9.8（74mmHg）
36~40	16（120mmHg）	10.6（80mmHg）	15（116mmHg）	10.2（77mmHg）
41~45	16（124mmHg）	11（81mmHg）	16（122mmHg）	10.3（78mmHg）
46~50	17（128mmHg）	11（82mmHg）	17（128mmHg）	10.5（79mmHg）
51~55	17（134mmHg）	11（84mmHg）	18（134mmHg）	10.6（80mmHg）
56~60	18（137mmHg）	11（84mmHg）	18（139mmHg）	11（82mmHg）

高血压如何进行分类

按病因分类

1. 原发性高血压

原发性高血压发病原因不甚明了，约占高血压病人总数的 90% 以上。

2. 继发性高血压

继发性高血压是由其他疾病引起的高血压，最常见的是由内分泌疾病和肾脏疾病引起的，其次是肿瘤、脑部炎症、外伤引起的高血压。某些药物也可以升高血压，如激素类药、避孕药等。

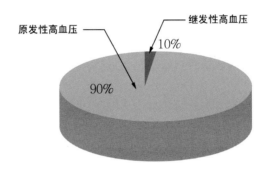

按病程的变化情况分类

根据起病缓急和病情的发展情况可分为缓进型高血压和急进型高血压。如果病情急剧变化，血压突然升高，可表现为高血压危象或（和）高血压脑病。

缓进型高血压起病隐匿、进展缓慢，病程可达几十年，呈良性过程，早期多无症状。

急进型高血压多见于 40 岁以下的中、青年，可由缓进型突然转变而来，也有刚发病就是急进型的。

高血压危象可发生于缓进型和急进型高血压后，也可发生于继发性高血压病人，高血压危象也就是在高血压的基础上，周围小动脉发生暂时性的强烈收缩而导致血压再升高的结果。

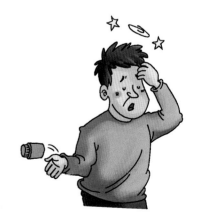

长期服用大量降压药物后突然停药，是诱发高血压危象的主要因素之一

高血压对身体的危害

对脑的损害

一过性脑血管痉挛，可致暂时性失语、失明、肢体运动障碍，甚至偏瘫。急性脑血管痉挛可使其通透性增加而致脑水肿、颅内压增高，脑小动脉硬化可形成小动脉瘤，常致脑血栓形成或脑出血，一般先头晕、失语、肢体麻木、发生偏瘫。

对眼底的危害

当高血压发展到一定程度时，视网膜可出现出血、渗出、水肿。时间长久，这些渗出物质就沉积于视网膜上，眼底出现放射状腊样小黄点，此时可引起病人的视觉障碍。

对心脏的损害

血压长期增高，左心室后负荷加重，数年后会引起左心室代偿性肥厚，心力衰竭，形成高血压性心脏病，多表现为心绞痛、心肌梗死。

对肾的损害

血压长期增高，肾小动脉硬化，肾的表面呈颗粒状，皮层变薄，出现萎缩或消失，继而发生肾功能不全，并发展为尿毒症。

对血管的损害

长期血压增高可使已经硬化的血管突发破裂，从而造成脑卒中、脑出血等严重后果。

 →

健康的血管

 →

低密度脂蛋白慢慢沉积在血管壁上

 →

白细胞和胆固醇沉积在血管壁上，形成硬化斑

 →

血小板黏附在血管壁上，形成血凝块

血凝块越积越大，造成血管堵塞

 →

高血压使血管变硬、变脆，阻碍血液流通

 →

血液流通不畅，血管壁压力变大，最终导致破裂

哪些人易患高血压

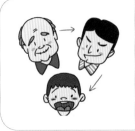

有高血压家族史的人

如果父母无高血压，那么子女患高血压的机会只有3.1%；而父母一方有高血压者，子女患高血压的概率就增加到28%；如果父母均有高血压，则子女患高血压的概率将增加到46%。

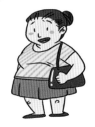

超重和肥胖的人

人体肥胖使心脏负担加大和血管阻力增加，因此容易发生高血压。体重越重，患高血压的危险性也就越大。

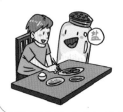

嗜咸的人

盐含有钠，钠把身体内的水分牵制住，长期嗜咸会使血的容量增大，从而造成高血压。

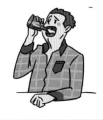

大量饮酒的人

酒精会加快心脏的节律，甚至诱发心房颤动和心脏射血，导致血压升高。

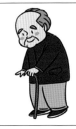

老年人

在生长发育过程中，人的血压也有相应的变化。一般而言，年龄越高，患高血压的比例也就越高，且以收缩压的增高更为普遍。

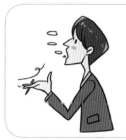

吸烟的人

烟雾中的有害物质，会增加血液的黏稠度和血流阻力，从而使血压升高。

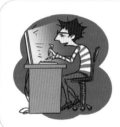

长期精神过度紧张的人

研究发现，长期工作劳累、精神紧张、睡眠不足、焦虑和抑郁的人都易患高血压。

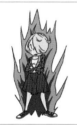

情绪波动大的人

人在情绪改变时，体内常产生一些特殊物质，如肾上腺素、儿茶酚胺、血管紧张素等，这些物质会使血管痉挛，血压增高。

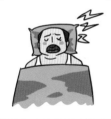

阻塞性睡眠呼吸暂停综合征患者

至少 30% 的高血压患者伴随阻塞性睡眠呼吸暂停综合征，45%～48% 的阻塞性睡眠呼吸暂停综合征患者患有高血压。

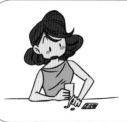

服用某些药物的人

服用一些药物可能会引起血压升高，如口服避孕药、非固醇类抗炎药、甘草等，停药一段时间后，血压会恢复正常。

出现哪些症状要警惕

高血压的症状不明显，有"隐形杀手"之称，容易被人们忽视，有些患者甚至是在发生严重的并发症时，才意识到高血压的存在，造成不可挽回的损失。因此在发现以下八大症状时，一定要引起警惕，做到早发现、早治疗。

1. 头晕

头晕是高血压最常见的症状之一。血压波动会造成血管抑制性头晕，有些是一过性的，常在突然下蹲或起立时出现，有些是持续性的。当出现高血压危象或椎脑动脉供血不足时，可出现与内耳眩晕症相类似症状。

2. 头痛

头痛亦是高血压常见症状之一。头痛的部位常在脑后或两侧太阳穴，并且是跳动性的，多为持续性钝痛或搏动性胀痛，甚至有炸裂样剧痛，同时伴有恶心、呕吐感。若头痛时间长，而且剧烈，并且恶心呕吐感加重，这可能是高血压恶化的信号。

3. 出血

由于高血压可致脑动脉硬化，使血管弹性减退、脆性增加，故容易破裂出血。其中以鼻出血多见，其次是结膜出血、眼底出血、脑出血等。

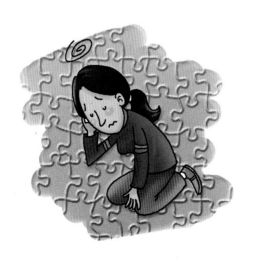

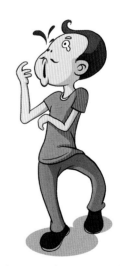

经常头晕会导致注意力
不集中，记忆力下降

据统计，在大量鼻出血的病人中，
大约有80%的人患有高血压病

4. 失眠

高血压也会引起失眠，多表现为睡眠不踏实、入睡困难、早醒、噩梦多、易惊醒。这与大脑皮质功能紊乱及自主神经功能失调有关。

5. 注意力不集中，记忆力减退

早期多不明显，但随着病情发展而逐渐加重。表现为注意力容易分散，近期记忆减退，很难记住近期的事情，而对过去的事，如童年时代的事情却记忆犹新。

6. 耳鸣

高血压患者的耳鸣症状通常发生在外部环境非常安静时，双耳出现耳鸣，而且持续时间较长，耳鸣时感觉响声如蝉鸣或脑中"嗡嗡"作响。

7. 肢体麻木

手指、脚趾会出现麻木感，活动受限，甚至会出现蚁行感，麻木感甚至会蔓延到其他部位。一般经过适当治疗后可以好转，但若肢体麻木较顽固，持续时间长，而且固定出现于某一肢体，并伴有肢体乏力、抽筋、跳痛时，应及时到医院就诊，预防中风发生。

8. 心悸气短

高血压会导致心肌肥厚、心脏扩大、心肌梗死、心功能不全，这些都是导致心悸气短的原因。

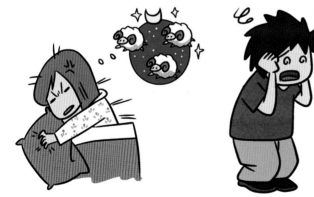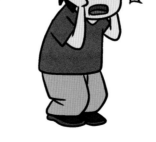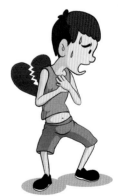

失眠也是高血压的症状之一　　　　高血压患者中10%~82%有耳鸣、耳聋现象　　　　血压长期升高会导致心脏的结构和功能发生变化

十招防治高血压

1. 饮食要三低二高

低钠（盐）、低动物脂肪、低糖、高蛋白、高纤维素（蔬菜）。高盐、高脂及高糖的饮食是高血压的一大诱因。

2. 控制体重

体重增加会使心脏负担加重，血管外周阻力增加，导致高血压病情恶化。

3. 定时排便

在排便时腹压升高可影响血压。高血压病人在排便困难时可服用一些缓泻剂，平时应多食含纤维素多的蔬菜。

4. 发现不适及时就医

血压波动较明显时，往往出现头晕、头痛、困倦、乏力或失眠等临床症状，若发现有上述不适，应及时就医、治疗。

5. 定时监测血压

因血压骤然升高而引起脑卒中、心肌梗死等，如有头晕、头痛等症状，应及时自测血压。在无明显不适情况下，一周测1~2次即可。

6. 保持情绪稳定

血压的调节与情绪波动关系密切，大喜、大悲、大怒都可引起血压大幅度波动，因此高血压病人应保持情绪的相对稳定。

7. 房事要节制

在血压波动较明显的时期应禁止同房。

8. 避免在高温下长时间停留

高温时人体出汗较多，心情也特别容易烦躁，对高血压的影响变得尤其突出。

9. 避免高空作业

高空作业使精神经常处于高度紧张状态，易导致血压增高。

10. 每天走 6000 步

走步时两手臂摆开，步伐适中，步态稳定，速度由慢到快，呼吸自然，可防止血压升高。

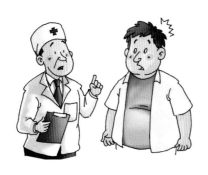

若发现身体不适，应及时就医

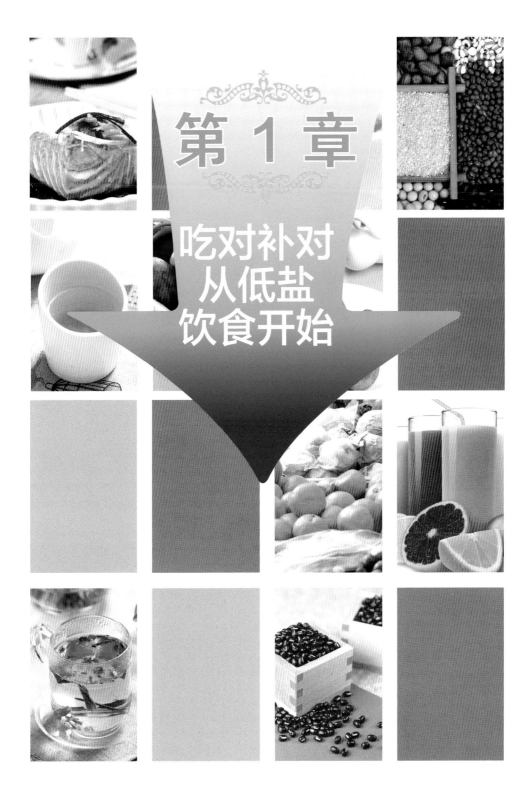

第 1 章

吃对补对
从低盐
饮食开始

钠是血压升高的主因，清淡少盐是关键

国际医学界有研究证实，钠盐是引起血压升高的一个主要诱因。因为当体内的钠浓度升高时，为了将其保持在正常水平，肾脏会减少排尿，这就使存留在体内的水分增加。这时，心脏需要相应输送出大量的血液，因此心输出量也会增加。与此同时，被送出的大量血液又会给血管施加强大的压力，从而导致血压升高。

另一方面，过多的钠盐还会通过提高血管外周阻力来使血压升高。因为当钠在血管壁的细胞内含量增多时，会引起血管收缩。同时，大量的钠进入血管壁的细胞内还会使血管壁发生水肿，导致血管腔变窄，血管外周压力增大。

所以，控制体内钠的含量能帮助维持血压正常，而要实现这个步骤，平时就要坚持低盐、清淡饮食，一般正常人每日用盐量应在 6 克以下，高血压患者应控制在 5 克以下。病情较重、有并发症者需控制在 3 克以下，甚至无盐饮食，还可以用酱油等调味料代替食盐，使菜品保持一点咸味即可。同时适当多吃含钙、钾丰富的食物也是帮助排除体内多余钠盐的一个有效途径。

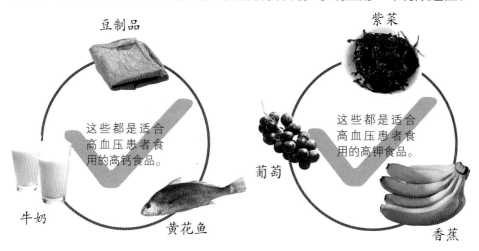

豆制品
这些都是适合高血压患者食用的高钙食品。
牛奶
黄花鱼

紫菜
这些都是适合高血压患者食用的高钾食品。
葡萄
香蕉

TIPS

味精也要少吃

味精的主要成分是谷氨酸钠，在人体内会分解形成谷氨酸和钠离子，相当于另一种形式的"盐"，所以味精吃多了同样会加重高血压。所以，为了从根本上使血压得到控制，应从忌口开始做起，少吃盐和味精，慢慢纠正不健康的饮食习惯。

留意那些看不见的盐

饮食中除了减少盐的摄入外，很多调味料，比如椒盐、豆豉、辣椒酱、蚝油、酱油、老抽等，也含有较高的盐分，在使用的时候要相应减少盐的用量。像酸菜、咸菜、泡菜这样的腌制食品中盐含量也不少，也要少吃。

常见调味料中的盐分

食盐：1小匙（6克）
含有：5.9克盐

酱油：1大匙（18克）
含有：2.9克盐

番茄酱：1大匙（18克）
含有：0.5克盐

高血压低盐饮食是否越低越好

低盐饮食并非越低越好

低盐饮食并不是说吃盐越少越好，更不是不吃盐。食盐能调节细胞和血液中的水分，有助于细胞功能的正常发挥，有预防脱水的作用。过度限盐会有一定的副作用。钠盐摄入不足，则会使细胞内外渗透压失去平衡，促使水分进入细胞内。如果长期过度限制盐的摄入，会导致血清钠含量偏低，从而引起神经、精神症状，出现眩晕、食欲不振、四肢无力等现象，严重时还会出现恶心、呕吐、厌食、脉搏细弱、心率加速、肌肉痉挛、视力模糊、反射减弱等症状，医学上称为"低钠综合征"。极度限盐能使体液容量下降，肾素 - 血管紧张素系统及交感神经系统活性增加，可导致部分病人的血压反而升高。

食盐摄取量不可骤然降低

不要突然停止食盐的摄入，否则会破坏体内水分平衡，引发脱水，增加血液的黏度。尤其对于上了年纪的人来说，由于其自身水分调节能力的降低，血流量会降低更多，从而易引发脑梗死。

因此，减盐可分阶段逐渐递减，假如最初盐的摄入量为 10 克，可逐渐递减为 8 克、6 克、5 克、4 克，这样有助于降低血压。

低盐又美味的好方法

后放盐

烹饪放盐时，不要先放，一定要在起锅前将盐撒在食物上，这样盐附着在食物的表面上，能使人感觉到明显的盐味，又不至于过量。

用酸味代替咸味

刚开始低盐饮食时，如果觉得口味太淡，可在饮食中用醋、柠檬汁、番茄酱等调味，既可以减盐，又可以让味道更好。比如吃煎蛋的时候少放点盐，加点柠檬汁就很美味。

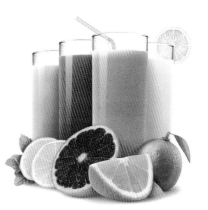

用柠檬汁调味，不仅可以减盐，还可使味道更好

用咸味重的食物代替盐

酱油里边也隐藏着盐分，在使用的时候要注意用量，并相应减少食盐的用量。同理，烹饪中可以选择加入豆瓣酱、酱油来实现咸味的口感，不放盐，这也是减少食盐摄入的一个好办法。

用味道重的调料来调味

在烹饪菜肴的时候，还可以充分利用孜然、胡椒粉、番茄酱等调味料来代替盐，或者适当加入蒜、葱、洋葱等口感较重的食物来提味，这样可以掩盖一下菜品的清淡。

加入果仁碎

做拌菜的时候，可以适当撒入一些芝麻、核桃碎、花生碎等果仁，可以增加风味，缓解少盐的清淡。

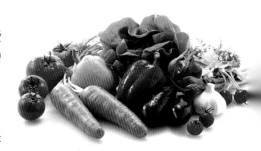

选择应季食材

每一种食物都有自己的味道，选择时令菜、新鲜菜，可以充分享受菜品本身的味道，即便做得清淡些也很好吃。

新鲜的时令菜味道鲜美，低盐也好吃

在外就餐时如何少吃盐

对于高血压患者来说，在外就餐时，如何减少盐的摄入量呢？以下原则可作为挑选食物的依据。

点菜注意事项

1. 选择新鲜食材，避免加工食品，因为加工食品多半含钠高，对高血压患者不利。

2. 多选择用清蒸、氽烫等方法烹调的菜肴，以口味清淡为主。

3. 一般开胃菜、小菜等都是经过腌渍的，尽量少吃或不吃。

4. 吃面时，面汤里的盐、味精含量不少，最好不要喝汤，或者选择干面。

5. 高血脂患者可多吃新鲜水果，但避免食用腌渍过的水果。

6. 可以要求老板少放盐、味精等，若无法制作一份调味料少的菜肴，则可多点白饭，不要以炒饭、炒面、烩面当主食，因其调味料含量较高，不利于血压控制。

7. 改掉另添加调味料的习惯，使用酱包时只用一半或更少量。

8. 西式快餐中的汉堡包、薯条、炸鸡等含钠量一般都较高，尽量少吃或不吃。

9. 市售果汁含钠量不低，高血压患者在外就餐最好养成喝开水、喝茶的习惯。

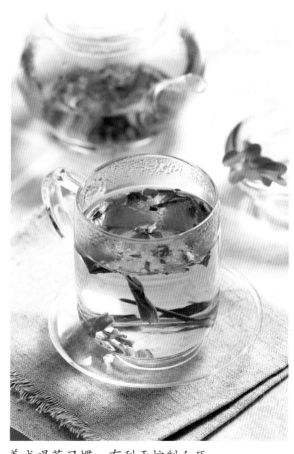

养成喝茶习惯，有利于控制血压

一定要慎吃的高盐食物

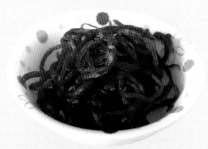

> 腌制食品（咸菜、酸菜等）

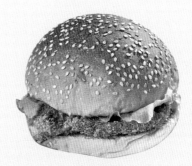

> 汉堡包

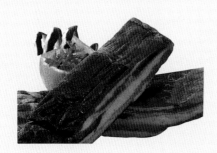

> 熏肉

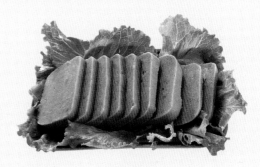

> 午餐肉

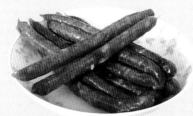

> 香肠

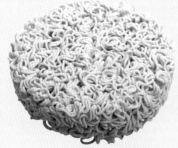

> 方便面

> 含钠调味品（番茄酱、蛋黄酱、酱油、沙拉酱等）

 **高血压特殊人群的饮食调养**

老年高血压患者的饮食调养

1 控制膳食脂肪。食物脂肪的热能比应控制在 25% 左右，最高不应超过 30%。食用油宜多选用植物油，如：橄榄油、葵花子油、花生油、大豆油、茶花子油等。其他食物也宜选用低饱和脂肪酸、低胆固醇的食物，如蔬菜、水果、全谷食物、鱼、禽、瘦肉及低脂乳等。少吃肥肉及各种动物性油脂，控制动物脑、鱼子等高胆固醇食物。

2 控制热能和体重。肥胖是高血压病的危险因素之一。超过正常体重 25 公斤的肥胖者，其收缩压可高于正常人 1.33 千帕(10 毫米汞柱)，舒张压高 0.93 千帕(7 毫米汞柱)。因此，控制热能摄入，保持理想体重是防治高血压的重要措施之一。

3 限盐。凡有轻度高血压或有高血压病家族史的人，其食盐摄入量最好控制在每日 5 克以下，对血压较高或合并心衰者摄盐量更应严格限制，每日用盐量以 1~2 克为宜。尽量少吃或不吃咸菜、腐乳、酱菜等含盐量高的腌制食品。

4 保证膳食中钙的摄入充足。据研究报告，每日膳食中摄入钙800~1000 毫克，可防止血压升高。

5 多吃一些富含维生素 C 的食物，如蔬菜、水果。在老年高血压病患者中，血液中维生素 C 含量较高者，其血压较低。

6 忌吃得过饱。老年人消化机能减退，过饱易引起消化不良。同时，吃得过饱可使膈肌位置上移，影响心肺的正常功能和活动。另外，消化食物需要大量的血液集中到消化道，心脑供血相对减少，极易引发中风。每餐以八分饱为宜。

7 忌过量饮酒。过量饮酒可使老年高血压患者的胃黏膜萎缩，容易引起炎症和出血，还容易引起肝硬化。如要饮酒，建议选择葡萄酒，每日不宜超过 50 克。

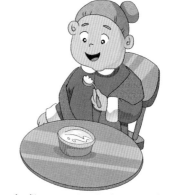

每餐以八分饱为宜，过饱加重肠胃负担

妊娠高血压患者的饮食调养

1 控制热能和体重。孕期能量摄取过高致肥胖，而肥胖是妊高症的一个重要危险因素，所以孕期要适当控制饮食的量，不是"能吃就好"的无节制进食，应以孕期正常体重增加为标准调整进食量。

2 限盐。每天的食盐量应限制在 2 克左右，如果水肿严重，尿量过少，可采用无盐饮食。同时也要限制辛辣食物及调味品的摄入。

3 控制水分的摄入，每天饮水量不宜超过 1000 克（包括茶水、汤汁在内）。

4 增加优质蛋白质。因妊娠高血压患者尿中排出大量蛋白质导致血清蛋白偏低，久之会影响胎儿的发育，致胎儿宫内发育迟缓。妊娠高血压患者每天每公斤体重摄入 1.2～1.5 克蛋白质。可选择鱼类、去皮禽类、低脂奶类、豆制品等富含优质蛋白质的食物。

5 补充足够的钙、镁和锌。牛奶和奶制品含丰富而易吸收的钙质，是补钙的理想食品，低脂或脱脂的奶制品最佳。豆类、绿叶蔬菜含丰富的镁，海产品如鱼、牡蛎等贝壳类及动物内脏含锌丰富。

6 怀孕前有高血压史的孕妇应避免食用动物内脏等胆固醇含量较高的食物。

7 常吃些富含维生素 C 的蔬菜和水果。少吃菠菜等草酸含量较多的蔬菜，以免增加肾脏负担。

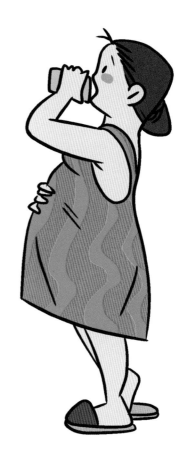

晨起饮用一杯温开水，可使血液稀释，正常循环，预防血栓的发生

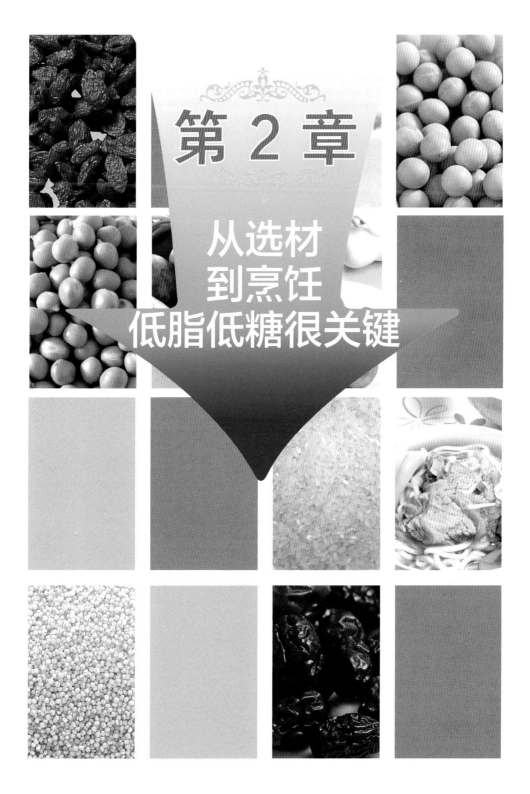

第 2 章

从选材
到烹饪
低脂低糖很关键

低脂饮食，避免肥胖

肥胖会加重高血压，应控制脂肪的摄入量

肥胖与高血压如影随形

肥胖与高血压的关系极为密切。据统计，我国肥胖人群高血压发病率高达 22.3%~52%，而正常体重成人患病率仅为 3%~10%，平均 7.8%。当体重超重 10% 以内时，高血压发生率为 10.3%，仅比正常体重的人略有增加；超重 10%~20% 时，高血压发生率为 19.1%，相当于正常体重人群的 2.5 倍；当超重 30%~50% 时，高血压发生率高达 56%，为正常体重人群的 7.2 倍。

可以说，高血压和肥胖是一对"好兄弟"，它们常形影不离——高血压患者中有一半左右是胖子，而肥胖人群中有一半是高血压。

高血压患者每日减少 1 克盐，就可使收缩压下降 2 毫米汞柱，舒张压下降 1.7 毫米汞柱。而高血压患者体重每减少 1 千克，血压就会下降 1 毫米汞柱。可见，减重与限盐同等重要。

所以，综上所述，已经患上高血压的患者应该积极减肥，保持理想的体重，以远离肥胖。

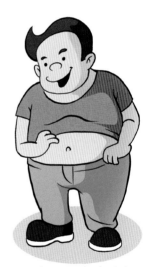

高血压患者应控制体重，远离肥胖

脂肪与血压有着密切的关系

肥胖者过多的脂肪会降低身体自动调节血压的能力。医学研究发现，身体内的脂肪量增加，会使肾脏排钠的能力降低。在一项医学测试中，研究者让受试者玩电子游戏，使其精神紧张，就会发现受试者的血压上升；但是游戏停止时，受试者尿中排出的钠增多，血压也随之恢复。但那些脂肪比较多的受试者，肾脏排钠能力低，血压恢复到正常水平的速度较慢。

所以，身体肥胖降低了肌体调节钠的能力，从而降低了对自身血压的控制。

限制饱和脂肪酸，增加不饱和脂肪酸的摄入

脂肪的分类

饮食中，如果脂肪摄取过量会造成肥胖和高脂血症等，进而会促进高血压的形成。事实上，脂肪有若干种，有不可过量摄取的脂肪，也有对身体产生积极作用的脂肪。

构成脂肪的脂肪酸按双键数目可分为饱和脂肪酸和不饱和脂肪酸，不饱和脂肪酸进一步还可分为单不饱和脂肪酸和多不饱和脂肪酸。其中，饱和脂肪酸含量增多可明显升高血液中总胆固醇水平。因此，高血压患者应减少饱和脂肪酸的摄入量，尤其要减少动物性脂肪如猪油、肥猪肉、黄油、肥羊、肥牛、肥鸭、肥鹅等的摄入，以预防血脂异常，加重高血压病情的发展。

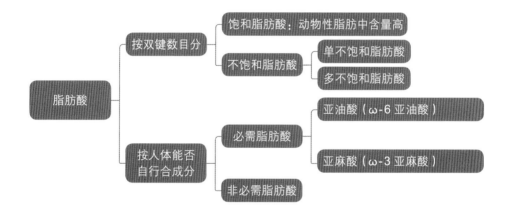

增加不饱和脂肪酸的摄入

研究显示，在每天脂肪的摄入量上，最恰当的比例是不超过总能量的 20%~30%。饱和脂肪酸的摄入量应低于总能量的 10%（一般为 6%~8%）；多不饱和脂肪酸的摄入量应为总能量的 10%。

单不饱和脂肪酸主要来源于橄榄油、茶子油、花生油、鱼油等。含多不饱和脂肪酸较多的食物有：豆油、葵花子油、核桃油、红花油、大豆色拉油和坚果类食物。

高血压患者可多吃海鱼，如带鱼、鲳鱼、金枪鱼、三文鱼等，它们都富含多不饱和脂肪酸。

了解食物中的胆固醇含量，适量摄取

高血压患者在摄取食物时，需要特别注意其中胆固醇的含量，应保持每天胆固醇的摄入量小于 300 毫克，从而达到预防高血压的目的。下面的列表可做参考。

标准：毫克 /100 克

蛋类和牛奶			
食物	胆固醇	食物	胆固醇
鸡蛋黄	1510	全脂奶粉	110
鸭蛋黄	1576	牛奶	24
鹅蛋黄	1696	酸奶	15
动物内脏类			
羊肝	610	猪肾	380
鱼肝油	500	猪肠	150
猪肝	420	猪肚	150
水产品			
鱿鱼	1170	虾类	154
螺贝类	454	鲳鱼	120
墨鱼	348	黄鱼	98
带鱼	244	鲫鱼	90
鳗鱼	186	青鱼	90
蛤蜊	180	鳕鱼	60
蟹类	164	沙丁鱼	50
肉制品			
腊肠	150	带皮鸡胸肉	80
小牛肉	140	绵羊肉	70
猪肉	126	鸡翅根	66
肥牛肉	125	兔肉	65
鸽肉	110	瘦猪里脊	60
牛肉	106	五花猪肉	60
猪排骨	105	山羊肉	60
带皮鸡腿肉	95	带脂里脊	55

选择植物油，并且要低油

用于人们食用的油脂有动物油和植物油两类。由于大部分动物油中饱和脂肪酸的含量较高，能加剧动脉粥样硬化，对高血压患者有催化病情加剧的作用，故要排除。而植物油中则是不饱和脂肪酸的含量居多，可以预防心脑血管病的发生，因此高血压和冠心病患者宜食用植物油，并且要低油。

植物油按主要脂肪含量的多少大体上可分为三类：

含饱和脂肪较多的，如，椰子油和棕榈油，这些油中饱和脂肪酸的含量高，高血压患者饮食中应减少这类油脂。

富含单不饱和脂肪的，包括橄榄油、茶树子油等，这些油中单不饱和脂肪酸含量较高，它们不改变血压水平。

富含多不饱和脂肪的，如大豆油、玉米油、香油、棉子油、红花油、葵花子油等，这些油中多不饱和脂肪酸含量较高，它们可以降低血胆固醇水平，避免血脂、血压升高。高血压患者饮食中应选用此种油脂。

煮炖的食物避免连汤吃净

汤类食物和煮制的食物，如拉面、水煮鱼等。在烹饪时使用的油和盐都融入了汤中。在吃这些食物的时候，最好少喝汤，这样可以控制油和盐的摄入。

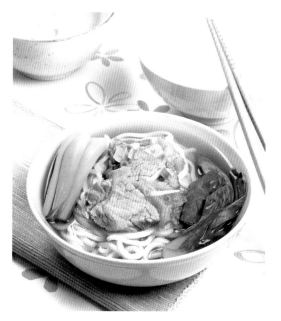

吃拉面的时候尽量少喝汤，这样不会升高血压

TIPS

用餐时可将餐盘倾斜摆放，可以在盘子底下放筷子使其倾斜，让油、汤等流向低处，这样可避免菜太油，无论是油脂还是盐的摄取量都会减少些。

烹调肉类时怎样减少脂肪的摄入

"白肉"与"红肉"的选择

血压高的人，只要选择了正确的食材和正确的饮食方式，适当吃点肉是没问题的。比如"白肉"（即鱼、禽类肉）与"红肉"（猪、牛、羊肉）相比，脂肪含量相对较低，不饱和脂肪酸含量较高，特别是鱼类，含有较多的不饱和脂肪酸，对于预防血脂异常、血压升高具有重要作用。因此，高血压患者可将"白肉"作为肉类的首选食物。

选择"红肉"时，尽量选脂肪少的瘦肉，夹有脂肪的肉和五花肉都不宜选择。另外，像腊肉、香肠、咸肉等最好远离。

选择合适的烹饪方法

高血脂患者吃肉要巧妙。烹饪时采用蒸、煮、凉拌、涮等方式，能减少用油，也能减少脂肪的摄入。有些肉类可以通过烹调方法来减少脂肪的摄入，例如，吃鸡肉时最好把皮剥了等。

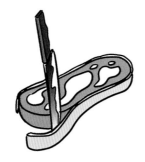

猪肉在烹饪之前
先将肥肉剔除

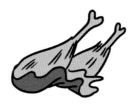

鸡肉在烹饪之前
先将鸡皮切掉

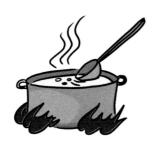

炖肉时一定要将漂
浮在表面的油脂去掉

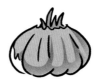

烹饪肉类时，放大蒜或
葱可预防心血管疾病

一定要慎吃的高脂肪食物

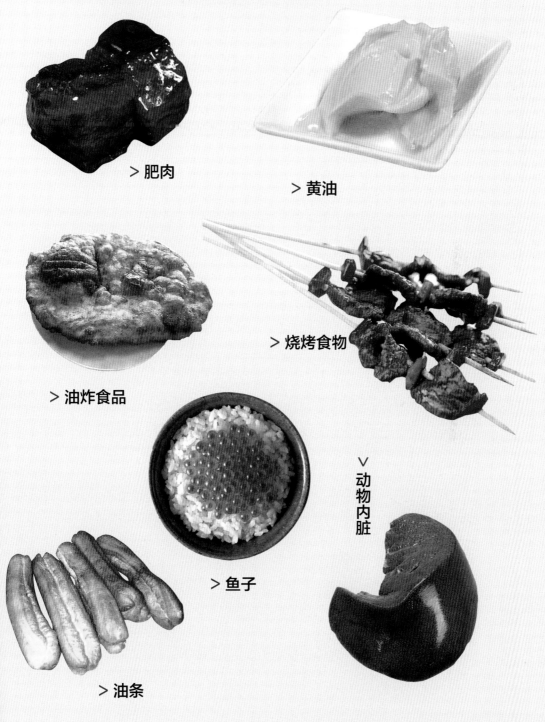

> 肥肉

> 黄油

> 油炸食品

> 烧烤食物

> 鱼子

∨ 动物内脏

> 油条

低糖饮食，避免血糖升高

饮食不可过甜

高血压患者如果摄入过多的糖分，体内会产生大量热量，当其超过生理需要时，剩余部分就会转化为脂肪而贮存在体内。然而体内过多的脂肪堆积，会使身体发胖，体重增加，为满足超重的血液供应，机体就会通过提高血压来完成。

另外，过多的脂肪堆积会使体内胆固醇水平增加，过多的胆固醇很容易在血管壁上沉积，从而促进动脉硬化的形成，加重高血压。其次，高血压患者吃下的糖吸收到血液里之后，血糖就会突然升高，从而刺激血压也升高。血糖升高还能刺激胰岛细胞大量分泌出胰岛素，使血糖降低，这样导致血压忽高忽低，上下波动，对高血压患者是很不利的，而且容易合并糖尿病。

所以，高血压患者一定要限制糖的摄入，少吃甜点、蛋糕等高糖食物。

调味不用糖，选择代用品

高血压患者不宜多吃糖，那么喜爱甜食的患者怎么办呢？可以选择代用品，体重没超标又没有糖尿病的高血压患者可用蜂蜜代替糖。

蜂蜜属温性食品，其主要成分是葡萄糖和果糖，还含有少量的麦芽糖、蔗糖、糊精、树胶、含氮化合物、有机酸及铁、锰等矿物质。蜂蜜不但营养素丰富，还是润肠、通便的佳品。高血压患者常吃蜂蜜能治疗便秘，使大便通畅，这样能减少高血压性心脏病突发事件的发生。

还可以用一些甜味剂代替糖，甜味剂并不属于糖类家族，属于无营养型的甜味剂，比如糖精、木糖醇、山梨醇、安赛蜜、甜蜜素、阿斯巴甜等，甜度是蔗糖的 200～300 倍，食品工业中仅仅是用来改善食品口味的，并不影响血糖水平。尤其是高血压合并糖尿病患者可以在满足味蕾的同时，又能达到控制血糖的目的。

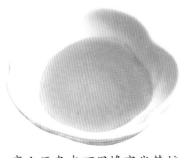

高血压患者可用蜂蜜代替糖

降低食物生糖指数的烹调方法

高血压患者应低糖饮食，不仅可以防止血压升高，还可避免高血压并发糖尿病。掌握食物的血糖生成指数，有助于高血压患者监测自己的日常饮食。

食物血糖生成指数（GI）是衡量进餐 2 小时后，食物引起血糖上升速度的快慢和高低的一项指标参数。即低 GI 的食物引起血糖变化小，高 GI 的食物引起血糖升高幅度大。GI<55 属低 GI 食物；55<GI<75 属中 GI 食物；GI>75 属高 GI 食物。

基本上来说，低 GI 食物较适合高血压患者食用。中 GI 食物要控制食用量，最好不要吃高 GI 食物。

蔬菜能不切就不切，豆类能整粒吃就不要磨

一般薯类、蔬菜等不要切得太小或制成泥状，食物切得越细碎，食用后血糖升得越快，宁愿多嚼几下，让肠道多蠕动，对血糖控制有利。

急火煮，少加水

食物的软硬、生熟、稀稠、颗粒大小对食物血糖生成指数都有影响。加工时间越长，温度越高，水分越多，糊化就越好，食物血糖生成指数也越高。

烹调时加点儿醋或柠檬汁

食物经过发酵后产生的酸性物质，可使整个膳食的食物血糖生成指数降低，在副食中加醋或柠檬汁是简便易行的方法。

高、中、低生糖指数的食物搭配烹调

高、中食物血糖生成指数的食物与低食物血糖生成指数的食物一起烹饪，可以制成中等血糖生成指数的膳食。

增加主食中的蛋白质

如一般的小麦面条食物血糖生成指数为 81.6，强化蛋白质的意大利面条食物血糖生成指数为 37，加鸡蛋小麦面条为 55。饺子是北方常吃的食物，蛋白质、膳食纤维含量都高，也是一种低食物血糖生成指数食品。

掌握食品交换份，丰富餐桌

高血压患者在饮食方面有一定的限制，那么怎样吃得丰富一些，又不引起血压升高呢？掌握食品交换份，就可轻松解决这一困扰。

食品交换份是营养学上的一个概念，凡能产生 377 千焦（90 千卡）热量的食物即为一个食品交换份。换句话说，每个食品交换份的食物所含的热量都是 377 千焦（90 千卡），但其重量可以不同。

1 个食品交换份的食物相当于米面 25 克、绿叶蔬菜 500 克、水果 200克、牛奶 160 克、瘦肉 50 克、鸡蛋 60 克（带壳）、油 10 克。也就是说，吃绿叶蔬菜 500 克，也就是一斤，才与吃一两瘦肉（50 克）的热量相当，这表明，蔬菜可以多吃，肉就要少吃一些了。

等值豆类食品交换表

每一交换份豆类食品提供蛋白质 9 克，脂肪 4 克，热量 90 千卡。

食品	重量（克）	食品	重量（克）
腐竹	20	豆腐丝、豆腐干	50
黄豆	25	北豆腐	100
绿豆、红豆、芸豆、干豌豆	25	南豆腐	150
黄豆粉	25	豆浆（黄豆 1 份加 8 倍的水磨浆）	400

注：数据表明，豆腐可多吃一些，腐竹类就要少吃一些了。

等值蔬菜类食品交换表

每一交换份蔬菜类食品提供蛋白质 5 克，碳水化合物 17 克，热量 90千卡。

食品	重量（克）	食品	重量（克）
鲜豌豆	70	大白菜、圆白菜、菠菜、油菜	500
毛豆	70	韭菜、茴香、茼蒿	500
百合、芋头	100	芹菜、甘蓝、莴笋	500
山药、荸荠、藕、凉薯	150	黄瓜、茄子、丝瓜	500
胡萝卜	200	芥蓝、小白菜	500

食品	重量（克）	食品	重量（克）
鲜豇豆、扁豆、洋葱、蒜苗	250	空心菜、苋菜、龙须菜	500
南瓜、菜花	350	绿豆芽、鲜蘑、水发海带	500
白萝卜、青椒、茭白、冬笋	400	西葫芦、西红柿、冬瓜、苦瓜	500

注：数据表明，1 斤白菜与 2 两芋头的热量是一样的，故白菜、菠菜等可多吃一些，芋头就要少吃了。

等值肉蛋类食品交换表

每一交换份肉蛋类食品提供蛋白质 9 克，脂肪 6 克，热量 90 千卡。

食品	重量（克）	食品	重量（克）
熟火腿、香肠	20	鸡蛋粉	60
肥瘦猪肉	25	鸡蛋（大个，带壳）	60
熟叉烧肉（无糖）、午餐肉	35	松花蛋（大个，带壳）、鸭蛋	60
熟酱牛肉、熟酱鸭	35	鹌鹑蛋（6 个，带壳）	150
瘦猪肉、牛肉、羊肉	50	鸡蛋清	80
排骨（带骨）	50	带鱼	100
鸭肉	50	草鱼、带鱼、比目鱼、鲤鱼、甲鱼	80
鹅肉	50	大黄鱼、鳝鱼、鲢鱼、鲫鱼	80
兔肉	100	对虾、青虾、鲜贝	80
蟹肉、水发鱿鱼	100	水发海参	350

注：数据表明，20 克熟火腿、香肠与 350 克水发海参的热量是一样的，故熟火腿、香肠要少吃一些，水发海参可多吃一些。

高血压患者怎么喝果汁

喝果汁的益处

用新鲜水果打的果汁中含有多种维生素和钾、钙、镁等微量元素，这些营养素对高血压患者来说是非常有益的。例如橙汁、草莓汁、猕猴桃汁均含有丰富的维生素 C。有人曾对 641 名成年人的血液进行化验后发现，血液中维生素 C 含量越高的人，其动脉的血压越低。研究人员认为，维生素 C 有助于血管扩张。

然而，果汁中也含有一定量的糖分，对于肥胖超重、血糖不正常的高血压患者，喝果汁应当有所限制，不宜长期、大量饮用。

果蔬汁可降压

为了避免过甜对高血压患者产生不利影响，可加入蔬菜、水果打成果蔬汁，如胡萝卜梨汁、西红柿柠檬汁、西芹苹果汁等。这样糖分减少了，而且蔬菜中含有丰富的膳食纤维，可以帮助消化、排泄、促进新陈代谢，也是减肥瘦身的很好选择。

对于不喜爱吃蔬菜和水果的高血压患者，喝果蔬汁能够弥补营养，对降血压也有一定的帮助作用。而且制作方法简单，只需将食材洗净、准备好后放入果汁机，或者放入全自动豆浆机，按下"果蔬汁"键即可。

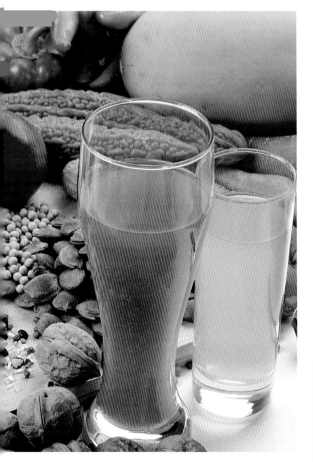

果蔬汁有帮助降低血压的作用

TIPS

制作果蔬汁选择蔬菜时，一般能生食的皆可榨汁饮用，比如番茄、胡萝卜、黄瓜等。而像土豆等不能生食的蔬菜则不宜采用。另外，果蔬汁中的渣滓最好一同喝下，因为其中含有丰富的膳食纤维。

一定要慎吃的高糖食物

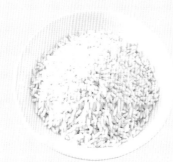

> 糯米

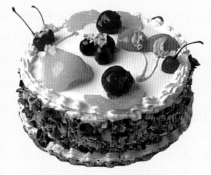

> 蛋糕

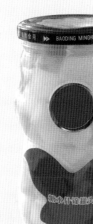

∨ 罐头类食品

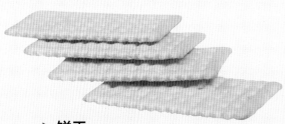

> 饼干

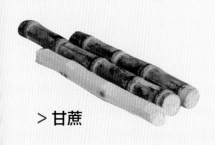

> 膨化食品

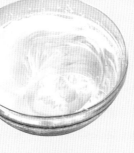

> 奶油

> 甘蔗

> 碳酸饮料

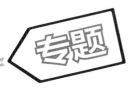

每日保证喝足够的水

　　合理补充水分对于高血压患者来说很重要，因为水分摄入过少会导致血液浓缩，黏稠度增高，容易诱发脑血栓的形成。高血压患者可以通过合理饮水的办法来减少中风的发病率。

　　虽然喝水有益于高血压患者，但是也不能一次喝下太多的水，否则水分会快速进入血液，可能会出现血压升高、头晕、恶心、呕吐等一系列症状。而且水喝得太多还会增加心脏及肾脏的负担。

　　判断身体是否缺水可观察尿液的颜色，人的尿液为淡黄色，如果颜色太浅，可能是水喝得过多，如果颜色偏深，则表示需要多补充一些水分了。

TIPS

　　真正有效的饮水方法是每次喝200～250毫升，如果只随便喝一两口，对身体不会起到任何作用。但不宜一次性大量饮水，会加重胃肠负担。

每天喝水时间安排

 早晨

　　每天早晨起床时，喝一杯温开水，以促进胃肠的蠕动，排出宿便。

 晨练后
　　早晨外出锻炼回家后，喝一杯水，以补充运动中流失的水分。

 下午
　　下午，每过一个小时就适当喝点水。

 沐浴前
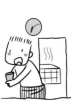
　　沐浴前喝一杯水，因为沐浴时体温的升高能促进排汗，排出体内的废物。

 沐浴后
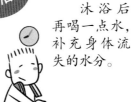
　　沐浴后再喝一点水，补充身体流失的水分。

睡前
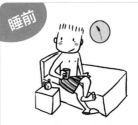
　　睡前喝一点水，有助于清除体内的毒素。

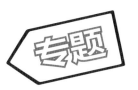
高血压患者饮酒要限制

大量研究表明，长期饮酒过量（每日摄入超过 30 克酒精即为饮酒过量）可增加患高血压和中风的危险，尤其是在天气寒冷的季节，由于人体血管收缩，血压升高、血液黏稠度增加，过量喝酒往往会导致血压大幅升高，如果本身就有高血压则升高更为明显，加上高血压患者本身血管弹性小、顺应性差，容易发生出血性脑中风。

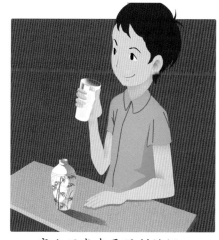

高血压患者要限制饮酒

因此，对不饮酒者不提倡用少量饮酒来预防心脑血管病。而饮酒者，一定要适度，不要酗酒，男性每日饮酒的酒精含量不应超过 30 克，女性不应超过 20 克。

酒精摄入量计算公式：摄入的酒精量（克）= 饮酒量（克）× 含酒精浓度（%）×0.8(酒精密度)

不同酒的适量（30 克 / 日）标准

酒类（酒精度数）	适量
啤酒（5%）	一大瓶以内（600 克）
发泡酒（5%）	一大瓶以内（600 克）
烧酒（25%）	1 玻璃杯（120 克）
烧酒兑开水（10%）	2 烧酒杯（300 克）
乌梅酒（13%）	2 玻璃杯（230 克）
绍兴酒（18%）	5 小杯（165 克）
葡萄酒（12%）	2.5 葡萄酒杯（250 克）
威士忌加冰（43%）	2 小杯（60 克）
白兰地（43%）	2 小杯（60 克）

TIPS

红葡萄酒也不宜多喝

红葡萄酒虽然有扩张血管、活血通脉等辅助降血压的功效，但红葡萄酒中也含有酒精，只要含有酒精就对身体有伤害，会部分抵消某些降压药物的药效。

所以，红葡萄酒也是酒，高血压患者不宜多喝。

 **高血压患者应避开的饮食误区**

误区一　多吃植物油没关系 ✗

植物油对人体虽然是有益的，但是如果摄入过多，产生的热量自然也多。热量多了，体内脂肪的分解就少了，体重便会逐渐增加。

另外，多吃植物油并不能使血中原有胆固醇的含量降低，却会增加胆结石的患病率，因此，过多地摄入植物油对高血压患者也是没有益处的。高血压患者每天烹调所用的植物油以 25 克为宜。

误区二　吃素能稳定血压 ✗

许多高血压患者认为坚持素食对稳定病情有益，其实这种认识是错误的，这样不仅不利于健康，也不利于高血压的控制。荤食含有多种对人体有益的营养，如血液所需的铁、骨骼所需的钙和维持生命的蛋白质与脂肪等。

人体需要的营养素蛋白质可以从素食和荤食中获取，但素食中蛋白质的质量不如荤食，所以还应摄入些荤食。这对保证血管营养，保持血管弹性、柔性及良好的伸缩性，维持人体血液"运输线"畅通无阻，避免心脑血管病的发生具有重要作用。

当然，吃荤食并不是非得去吃大鱼大肉，蛋类、奶类及奶制品都是很好的选择，完全可以补充人体所需的优质动物蛋白，完善人体的营养成分。

误区三　高血压患者不宜吃鸡蛋 ✗

由于鸡蛋中的胆固醇含量高，一些高血压患者因此不敢吃鸡蛋。每100 克鸡蛋中含胆固醇 585 毫克，1 个重 50 克的鸡蛋中含胆固醇约为292 毫克。鸡蛋的营养价值较高，又含有较多的卵磷脂，对血清胆固醇水平正常的高血压患者来说，每周吃 3~4 个鸡蛋不会有不良影响。但对血清胆固醇高尤其是高血压合并冠心病的患者来说，还是少吃鸡蛋为好。由于胆固醇主要存在于蛋黄中，所以吃鸡蛋时最好不吃蛋黄，但吃蛋白无妨。

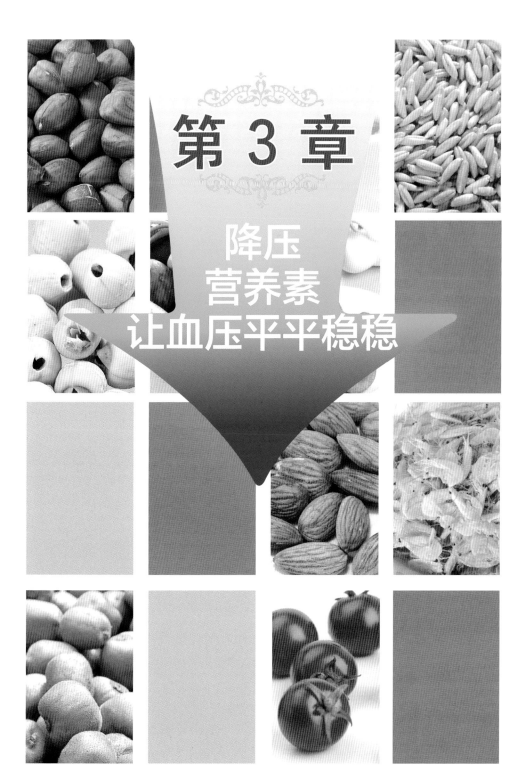

第 3 章

降压
营养素
让血压平平稳稳

优质蛋白强健血管

- 构成组织和修补组织。
- 具有防御功能与运动功能。
- 供给热量，具有运输和存储功能。

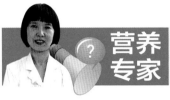 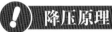 告诉你的保健知识

！ 降压原理

人体的组织细胞是由蛋白质构成的，血管也不例外，如果蛋白质摄入不足，血管的老化就会加速，从而失去弹性变脆，导致高血压和动脉硬化的形成，导致中风和心肌梗死。

高血压患者要积极选择优质蛋白

对于高血压患者来说，在选择蛋白质的时候，要选择优质蛋白，如大豆及豆制品、牛奶及奶制品等。在选择肉类的时候，尽量选择鸡肉、鱼肉等"白肉"，选择牛肉、猪肉等"红肉"时，则最好选择瘦肉，以避免摄入过多的脂肪和胆固醇。

摄入须知

◎ 摄取蛋白质最好将两种或两种以上含蛋白质的食物搭配食用，这样，不同食物间的氨基酸可以起到很好的互补作用，比如可以将谷类与豆类搭配。

◎ 将植物性食物与动物性食物搭配食用，是获得蛋白质的最好方法。比如谷物与肉类搭配。

常见食物的优质蛋白含量（每100克可食用部分）

食物	黑豆	黄豆	花生仁	猪里脊	鸡胸肉	海虾	鸡蛋	小麦
食用量（克）	36	35	24.8	20.2	19.4	16.8	13.8	11.9

脂肪提供能量

营养专家推荐:
日摄取量
成人每天 50 克

- 是构成人体器官和组织的重要部分。
- 有助于维持体温恒定,保护和固定内脏器官不受损伤。
- 是脂溶性维生素的良好溶剂,可促进其吸收。

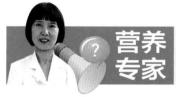

营养专家 告诉你的保健知识

 降压原理

脂肪是热量最高的营养物质。脂肪的主要功能是维持人体体温,并且保护内脏和器官免受损伤。另外,脂溶性维生素只有溶解于脂肪才能更好地被人体吸收。高血压患者合理摄入脂肪是很有必要的。

高血压患者宜选择不饱和脂肪酸

饱和脂肪酸主要存在于动物性食物中,人体过多摄入会增加血液中的胆固醇,血液中的胆固醇过多会导致动脉硬化等心血管疾病及癌症、肥胖等,因此高血压患者不宜食用。

多不饱和脂肪酸,主要存在于橄榄油、鱼类、芝麻、花生、核桃、葵花子等食物中。它可以调节血脂,增强机体免疫力。

摄入须知

◎ 不饱和脂肪酸易氧化,因此食用富含不饱和脂肪酸的食物时,最好相应摄入富含维生素 E 的食物,因为维生素 E 有很好的抗氧化功效。

常见食物的脂肪含量（每 100 克可食用部分）

食物	橄榄油	花生油	干核桃	炒葵花子	炒杏仁	腰果	猪小排	鸭肉
食用量（克）	99.9	99.9	58.8	52.8	51	36.7	23.1	19.7

钾能促进排钠

营养专家推荐：
日摄取量
2000 毫克左右

- 钾与细胞外液钠合作，可维持神经肌肉的应激性和正常功能。
- 可帮助输送氧气到脑部，保持清晰的思路。
- 协同钙和镁来维持心脏的正常功能。

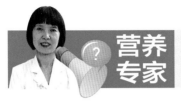

营养专家 告诉你的保健知识

降压原理

钾是一种自然界的金属物质，也是人体所必需的一种元素，钾能促进钠的排出，扩张血管，多食用含钾丰富的食物能缓解食盐对人体的损害，还能减少脂质附着，维持良好的血管环境，预防血管硬化。

钾主要来源于新鲜水果和蔬菜

很多新鲜水果和蔬菜都富含钾，对降低血压有一定的作用。如香蕉中富含钾离子，可对抗钠离子过多造成的血压升高和血管损伤；每100克的土豆含钾量高达342毫克，可促进钠离子的排出。

临床研究发现，富含钾的蔬菜和水果还具有预防中风的作用。

摄入须知

◎ 夏天天气炎热，出汗多，钾会随汗水排出，体内容易缺钾，应适量多吃些富含钾的食物。

◎ 日常饮食中，钾和钠的摄入量以 2 : 1 为宜。

常见食物的钾含量（每100克可食用部分）

食物	黄豆	蚕豆	花生仁	香蕉	海带	番茄	柿子	苹果
食用量（毫克）	1503	1117	587	256	246	163	151	119

钙 能减少钠对血压的不利影响

营养专家推荐:
日摄取量
800~1000 毫克

- 和镁一起作用，维持所有细胞的正常生理状态，控制神经感应性和肌肉收缩。
- 帮助血液凝固，有助于保持适当的酸碱平衡。
- 缓解经前不适，减轻疲劳，增强人体抵抗力。

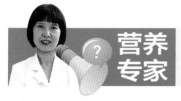 **营养专家** **告诉你的保健知识**

降压原理

钙摄入充分时，可增加尿钠排泄，减轻钠对血压的不利影响，有利于降低血压。钙还可以降低细胞膜通透性，促进血管平滑肌松弛，并能够对抗高钠所致的尿钾排泄增加，起到保钾作用。

缺乏钙的影响

缺钙最主要的影响是导致骨骼病变。婴幼儿缺钙可以引起生长迟缓，新骨结构异常，骨骼变形，发生佝偻病；青年人及中老年人缺钙易患骨质疏松症，表现为轻微的创伤或日常体力活动都可能会导致骨折。

摄入须知

◎ 在食用含钙丰富的食品时，应避免过多食用含磷酸盐、草酸、蛋白质丰富的食物，以免影响钙的吸收。

常见食物的钙含量（每 100 克可食部分）

食物	芝麻酱	虾皮	紫菜（干）	黄豆	豆腐	酸奶	油菜	牛奶
食用量（毫克）	1170	991	264	191	164	118	108	104

镁能协助钙降压

营养专家推荐:
日摄取量
350 毫克

- 促进心脏、血管的健康,预防心脏病发作。
- 防止钙沉淀在组织和血管壁中,防止产生肾结石、胆结石。
- 协助抵抗抑郁症,与钙并用,可作为天然的镇静剂。

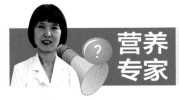

营养专家 告诉你的保健知识

降压原理

饮食中缺少镁的人血压易偏高,轻、中度高血压者补充镁能使血压下降。静脉注射镁制剂也能够降低血压,镁能降低血压是由于镁能稳定血管平滑肌细胞膜的钙通道,激活钙泵,排出钙离子,泵入钾离子,限制钠内流,从而起到降压的作用。

镁能促进其他营养素的吸收

镁是人体细胞液中第二种重要的阳离子,具有许多特殊的功能。镁是人体中酶活动的重要催化剂,特别是对那些与能量代谢有关的酶。在钙、维生素 C、磷、钠、钾等的代谢方面,镁是必需的物质,镁能够促进它们的吸收。

摄入须知

◎ 在吃富含镁的食物时,要减少动物性脂肪的摄入,不然会影响镁的吸收和利用。

◎ 节制鱼虾肉蛋类含磷量过多的食物,否则会阻止人体对镁的吸收。

常见食物的镁含量(每 100 克可食用部分)

食物	炒榛子	炒葵花子	虾皮	黑豆	莲子	黄豆	炒松子	干木耳
食用量（毫克）	502	267	265	243	242	199	186	152

膳食纤维能调节脂质代谢

营养专家推荐:
日摄取量
25～30 克

- 保护肠道健康，防治便秘，减肥。
- 预防癌症。
- 预防心脑血管疾病、预防糖尿病。

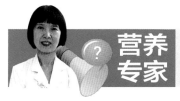

营养专家 告诉你的保健知识

降压原理

膳食纤维具有调整糖类和脂类代谢的作用，能结合胆酸，避免其合成为胆固醇沉积在血管壁上升高血压。同时膳食纤维具有吸附钠的作用，并且能随粪便排出体外，使体内钠的含量降低，从而达到降血压的目的。

如何增加膳食纤维的摄入量

日常饮食不要吃得过分精细，要粗细杂粮搭配食用。

多吃新鲜蔬菜。

多吃水果，并且最好在保证食品安全的情况下，带皮食用水果，以增加膳食纤维的摄入。

多选择全谷类食物，比如全麦面包、全麦饼干、燕麦等。

摄入须知

◎ 膳食纤维的摄入量不宜多，不然会引起腹泻、腹胀、腹痛等不适症状。如果长期过量摄入膳食纤维，能引起钙、铁、锌等重要矿物质和一些维生素的吸收和利用减少。

常见食物的膳食纤维含量（每100克可食用部分）

食物	银耳	干木耳	黄豆	豌豆	荞麦	绿豆	燕麦	石榴
食用量（克）	30.4	29.9	15.5	10.4	6.5	6.4	5.3	4.8

维生素C可扩张血管

营养专家推荐:
日摄取量
100 毫克左右

- 增加皮肤弹性,预防色斑,防止日晒后皮肤发炎。
- 有助于制造胶原蛋白,防止衰老,延长生命。
- 改善心肌功能,降低毛细血管脆性,提高免疫力。

营养专家 告诉你的保健知识

❗ 降压原理

维生素 C 能够促进人体合成氮氧化物,而氮氧化物具有扩张血管的作用,所以有助于降低血压。另外,维生素 C 具有保护动脉血管内皮细胞免遭体内有害物质损害的作用。老年高血压病患者血液中维生素 C 含量最高者,其血压最低。

含维生素 C 多的食物

维生素 C 主要来源于刺梨、橘子、红枣、油菜、小白菜、番茄、莴笋叶和芹菜叶等食物,且含量丰富。 常吃一些富含维生素 C 的新鲜蔬菜和水果,有助于防治高血压病。西瓜、柠檬、山楂、柿子、猕猴桃、苹果、芒果、葡萄等水果对高血压也具有较好的防治作用。

摄入须知

◎ 为了尽量减少食物中维生素 C 的损失,最好吃新鲜的蔬菜、水果。

◎ 烹调蔬菜时不要将其切得太碎,最好现吃现切、现切现烧。

常见食物的维生素 C 含量（每 100 克可食用部分）

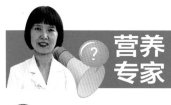

食物	酸枣	红枣	甜椒	青椒	猕猴桃	菜花	苦瓜	山楂
食用量（毫克）	900	243	72	62	62	61	56	53

维生素E有助于稳定血压

营养专家推荐：
日摄取量
14 毫克左右

■ 保护脑组织和免疫系统免受与年老有关的氧化破坏。
■ 提供体内阳气，使机体更有耐久力，减轻疲劳。
■ 美化肌肤，改善大多数皮肤病。

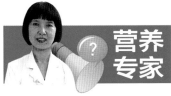

营养专家 **告诉你的保健知识**

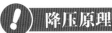
降压原理

维生素 E 是抗氧化剂，其降压原理是通过保障体内能舒张血管的一氧化氮的供应（一氧化氮能强有力地调节血压），使血压稳定；还可以减缓细胞老化，抑制老年斑形成，还能促进胆固醇的分解、代谢、转化和排泄，从而降低血清胆固醇水平。

如何烹调可以保护维生素E

维生素 E 在高温油中会遭到破坏，因此在烹调富含维生素 E 的食物时尽量不要用油炸的方式。另外，一些油类以及核桃、瓜子等坚果，因为存放的时间太长而产生哈喇味，维生素 E 就会遭到破坏。

摄入须知

◎ 宜将富含维生素 E 的食物和富含硒的食物搭配在一起食用，因为硒能促进维生素 E 的吸收，增强维生素 E 的抗氧化作用。

◎ 维生素 C 可以保护维生素 E 不被氧化，在摄入含维生素 E 食物的同时可以适量食用含维生素 C 的食物。

常见食物的维生素 E 含量（每 100 克可食用部分）

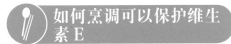

食物	豆油	黑芝麻	干核桃	榛子	松子仁	腐竹	豆腐皮	黄豆
食用量（毫克）	93.08	50.4	43.21	36.43	32.79	27.84	20.63	18.9

烟酸能扩张血管、促进血液循环

营养专家推荐：
日摄取量
15毫克左右

- 较强的扩张血管作用。
- 与烟酰胺统称维生素 PP，用于抗糙皮病。
- 促进消化系统的健康，减轻胃肠障碍。

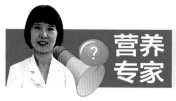

营养专家 ? 告诉你的保健知识

降压原理

烟酸（维生素 B_3）是人体必需的 13 种维生素之一，是一种水溶性维生素。烟酸可扩张血管、促进血液循环，有辅助降血压的作用。烟酸在人体内转化为烟酰胺，烟酰胺是辅酶Ⅰ和辅酶Ⅱ的组成部分，参与体内脂质代谢，组织呼吸的氧化过程和糖类无氧分解的过程。

烟酸的稳定性受 B 族维生素的影响

烟酸是少数存在于食物中相对稳定的维生素，可利用色氨酸自行合成，但体内如缺乏维生素 B_1、维生素 B_2 和维生素 B_6，则不能造出烟酸。所以，要保证 B 族维生素的供给，如豆类、糙米、小米、牛奶、瘦肉及绿叶蔬菜等。

摄入须知

◎ 用玉米渣煮粥时宜加些食用碱，有助于玉米中烟酸的释放，提高烟酸的吸收利用率。

◎ 烟酸不要摄入过量，否则易导致腹泻、头晕、乏力、皮肤干燥、瘙痒、眼干燥、心律失常等。

常见食物的烟酸含量（每 100 克可食用部分）

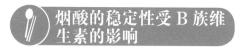

食物	酵母	干香菇	铁观音茶	花生仁	紫菜	猪瘦肉	草鱼	豌豆（干）
食用量（毫克）	45.2	20.5	18.5	17.9	7.3	5.3	2.8	2.4

锌能稳定血压状态

营养专家推荐：
日摄取量
15 毫克左右

- 促进生长发育与组织再生。
- 促进食欲，构成酶类。
- 调节机体免疫力。

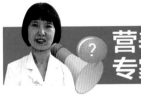

营养专家 告诉你的保健知识

降压原理

锌有促进蛋白质合成的作用，与细胞的生长、分裂和分化过程都有关系。它能指挥肌肉收缩，帮助形成胰岛素，是稳定血液状态，维持体内酸碱平衡的重要物质。增加富含锌的食物摄入还能减少有毒重金属镉的吸收。

高血压患者可多吃海产品

锌主要存在于海产品、动物内脏中，如牡蛎、鲱鱼、虾皮、紫菜、猪肝等，瘦肉、鱼粉、芝麻、花生、豆类等也含有丰富的锌。高血压患者宜选择含锌多的食物。

摄入须知

◎ 在吃含锌的食物时，应同时吃些猪肝等含维生素 A 的食物，能促进锌的吸收。

◎ 夏季天气炎热，出汗较多，锌会随汗液流失，更应该适量增加食用富含锌的食物。

常见食物的锌含量（每 100 克可食用部分）

食物	扇贝	牡蛎	黑芝麻	腰果	黄豆	绿豆	鲤鱼	鲫鱼
食用量（毫克）	11.69	9.39	6.13	4.3	3.34	2.18	2.08	1.94

硒能扩张血管、减少血管阻力

营养专家推荐：
日摄取量
40 微克左右

- 具有抗氧化作用。
- 保护心血管和心肌健康。
- 拮抗重金属毒性。
- 促进生长，保护视力。

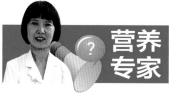

营养专家 告诉你的保健知识

降压原理

硒是一种微量矿物质，对人体有多种重要功能。硒可使血管扩张，减少血管阻力，降低血液黏度，从而使血压有所下降。对铅、汞、镉、砷等重金属有解毒作用；保护细胞膜和细胞，使脏器保持正常的功能；可抗氧化、抗衰老；降低某些癌症的发病率。

硒和维生素 E 不可互相取代

硒与维生素 E 搭配食用，可以起到协同互补作用。首先，二者都具有保护细胞膜的作用，但二者的保护方式不同，故不能互相取代。其次，当硒摄入过量而出现中毒症状时，维生素 E 可以促进硒的排泄，降低毒性。最后，硒还可以增强维生素 E 的抗氧化作用。

摄入须知

◎ 硒能将损坏人肾脏、生殖腺和中枢神经活动的有害金属离子排出体外，降低癌症的发病率。从事有毒有害工作或经常接触电视、电脑、手机等辐射干扰的人需注意补充。

常见食物的硒含量（每100 克可食用部分）

食物	虾皮	蛤蜊	带鱼	腰果	鲤鱼	鸡肉	猪瘦肉	大蒜（紫皮）
食用量（微克）	74.43	54.31	36.57	34	15.38	11.75	9.5	5.54

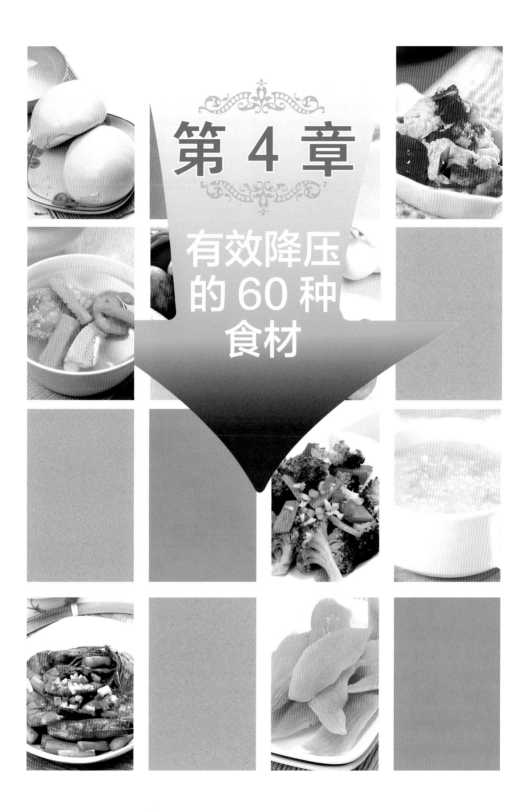

第 4 章

有效降压的 60 种食材

五谷类

小米

控制血压，扩张血管

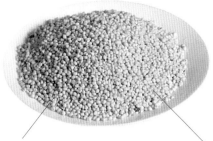

最佳食用时间 早餐、晚餐
推荐摄入量 60克

性味归经： 性微寒，味甘，归脾、胃、肺经

降压营养： 膳食纤维、硒

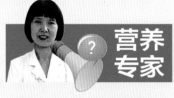

营养专家 吃对打赢降压战

百分百推荐理由

小米可抑制脂肪和钠的吸收

小米中含有的膳食纤维可以抑制脂肪与钠的吸收，有助于降低血压。其含有的丰富的硒，可帮助人体制造前列腺素，前列腺素有控制血压的功能，还能扩张血管，预防动脉硬化。

小米可控制血糖

小米中所含的维生素 B_1 有维持微血管健康，控制血糖的功能，可预防高血压合并糖尿病的发生。

怎么搭最好

 小米 ＋ 肉类

小米中的氨基酸缺乏赖氨酸，而肉类的氨基酸中富含赖氨酸，二者搭配可弥补小米中缺乏赖氨酸的不足。

每100克可食用部分基本营养素

营养成分	含量
热量	1498 千焦
蛋白质	9.0 克
脂肪	3.1 克
碳水化合物	75.1 克
钠	4.3 毫克
钾	284 毫克

宜吃？忌吃？马上告诉你

✓ 小米富含色氨酸，有促进睡眠、提高睡眠质量的作用。小米还可以使产妇虚寒的体质得到调养。此外，小米还能够改善脾胃虚弱、消化不良等症状，对于久病体虚的高血压患者比较适宜。

✗ 小米性微寒，体质虚寒者应少吃，气滞者忌食。

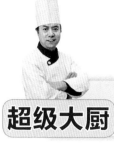

超级大厨 高血压吃货的逆袭

大厨支招

小米煮粥滋补降压

小米煮粥食用，具有很滋补的功效；黄豆富含的钾能促进钠的排出。二者搭配煮粥降压效果颇佳。如果觉得黄豆不好煮熟，也可以将黄豆磨碎，这样就比较容易煮熟了，适合肠胃不好的高血压患者食用。

小米黄豆粥

材料: 小米 100 克，黄豆 50克。

做法:

1 将小米淘洗干净；黄豆过筛去渣，用水浸泡 10 小时。

2 将锅置火上，倒入适量清水煮沸，放入黄豆用大火煮沸后，下入小米，用小火慢慢熬煮，至粥稠即可。

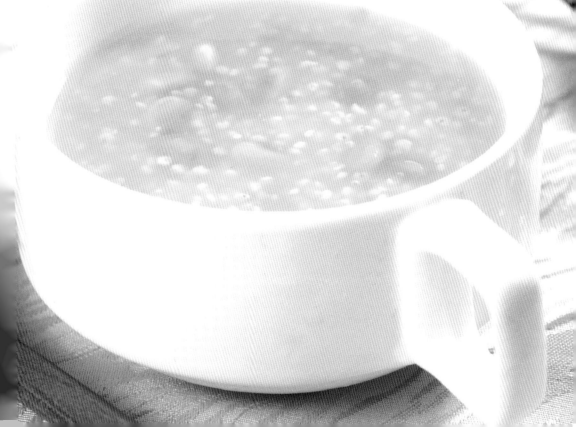

大厨支招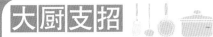

杂粮馒头可避免便秘

小米不仅可以做成粥食用，与黄豆面、面粉搭配加工烹饪成杂粮馒头也很美味，既可使高血压患者的膳食多样化，又可增加膳食纤维，促进肠胃蠕动，避免高血压患者出现便秘。

杂粮馒头

材料： 小米面80克，黄豆面30克，面粉50克，酵母5克。

做法：

1. 将酵母用接近40℃的温水化开并调匀；小米面、黄豆面、面粉倒入容器中，慢慢地加酵母水和适量清水搅拌均匀，揉成表面光滑的面团，饧发40分钟。

2. 将饧发好的面团搓粗条，切成大小均匀的面团，逐个揉成圆形，制成馒头生坯，送入烧开的蒸锅蒸15~20分钟即可。

大厨支招

小米粥加肉有利稳定血压

小米煮粥时也可加入一些肉类，不仅营养丰富，而且味道鲜美，可增加高血压患者的食欲。鸡肉含有不饱和脂肪酸，也有利丁稳定血压。

鸡蓉小米羹

材料： 小米50克，鸡胸肉100克，鸡蛋（取清）1个。

调料： 葱末10克，鸡汤1000克，盐、淀粉各3克，胡椒粉1克，水淀粉少许。

做法：

1. 小米淘洗干净；鸡胸肉洗净，切小粒，加鸡蛋清和淀粉搅拌均匀，静置10分钟。

2. 锅置火上，倒油烧至七成热，炒香葱末，倒入鸡汤和小米大火烧开，转小火煮至九成熟，下入切好的鸡胸肉煮熟，加盐和胡椒粉调味，用水淀粉勾芡即可。

玉米

保持血管弹性，预防高血压

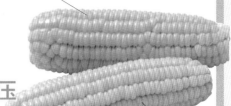

性味归经： 味甘，性平，入脾、胃经

最佳食用时间 三餐均可

推荐摄入量 鲜玉米每天100克左右，玉米面每天70克为宜

降压营养： 亚油酸、维生素E

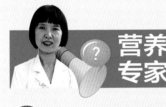

营养专家

吃对打赢降压战

百分百推荐理由

玉米可保持血管弹性

玉米中所含的亚油酸能抑制胆固醇的吸收，从而可辅助降低血压；并且亚油酸和玉米胚芽中的维生素E协同作用，可防止其在血管壁上沉积，保持血管弹性，有效防治高血压。

玉米可降低心肌梗死、中风的风险

玉米中的油酸、亚油酸可降低高血压患者发生心肌梗死、中风的风险。

怎么搭最好

✓ 玉米 + 橘子

橘子中富含维生素C，但极易被氧化；玉米中所含的维生素E有较强的抗氧化作用，二者同食，有利于人体对维生素的吸收。

每100克可食用部分基本营养素	
营养成分	含量
热量	444 千焦
蛋白质	4 克
脂肪	1.2 克
碳水化合物	22.8 克
钠	1.1 毫克
钾	238 毫克

宜吃？忌吃？马上告诉你

✓ 玉米中膳食纤维的含量较高，可刺激胃肠蠕动、加速粪便排泄，能防治便秘和痔疮，减少胃肠病的发生；玉米胚尖所含的营养物质能增强人体新陈代谢，食用玉米时应全部吃进。

✗ 玉米发霉后能产生致癌物，发霉的玉米绝对不能再食用。

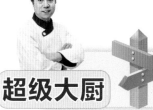

超级大厨　高血压吃货的逆袭

大厨支招

有榨菜可不放盐

这道空心菜炝玉米中含有榨菜，榨菜的咸味较重，调味时可以不用放盐，有利于高血压患者控制血压。

空心菜炝玉米

材料： 空心菜300 克，玉米粒150克，榨菜15克。

调料： 干辣椒、花椒各3克。

做法：

1. 将玉米粒洗净，放入沸水锅中焯一下水；空心菜洗净，茎根切段，下沸水锅中焯一下水备用。

2. 炒锅置大火上，放入植物油，下干辣椒炸至棕红，下花椒、少许榨菜炒香。

3. 倒入玉米、空心菜，注入鲜汤起锅即可。

大厨支招

勿选玉米罐头含盐多

这道玉米绿豆粥最好选择鲜玉米粒，注意不要选择玉米粒罐头，因为罐头含钠盐量较多，不利于高血压患者食用。

玉米绿豆粥

材料：绿豆、玉米、糯米各30克。

做法：

1 绿豆、玉米、糯米分别淘洗干净；糯米浸泡1小时；玉米浸泡6小时；绿豆提前一晚浸泡，用蒸锅蒸熟待用。

2 锅置火上，放入适量清水，加入玉米大火煮沸后，放入糯米、绿豆，转小火后熬煮30分钟即可。

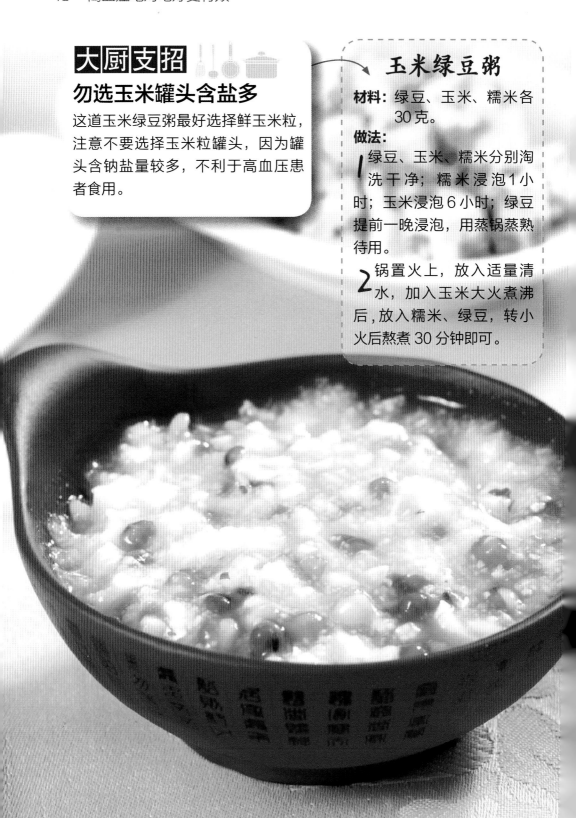

大厨支招

玉米做汤减少用油量

玉米蒸着吃、炒着吃、煮成粥都可以，做汤喝的时候不放油，避免油脂摄入过多，非常适合高血压患者食用。

苦瓜番茄玉米汤

材料: 苦瓜100克，番茄50克，玉米半根。

调料: 盐3克，鸡精2克。

做法:

苦瓜洗净，去瓤，切段；番茄洗净，切大片；玉米洗净，切小段。

将玉米、苦瓜放入锅中，加适量水没过材料，大火煮沸后改小火炖10分钟后，加入番茄片继续炖，待玉米完全煮软后，加盐和鸡精调味即可。

薏米

扩张血管，稳定血压

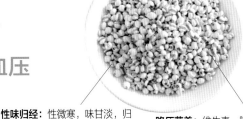

最佳食用时间 三餐均可
推荐摄入量 40克

性味归经： 性微寒，味甘淡，归脾、胃、肺经

降压营养： 维生素、膳食纤维

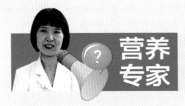

营养专家 吃对打赢降压战

百分百推荐理由

薏米可扩张血管，降低血压

薏米能扩张血管，有助于降低血压。它富含多种维生素及膳食纤维等营养成分，具有较好的利水、健脾养胃等功效，非常适宜由痰湿内阻造成脾胃虚弱的高血压患者食用。

薏米可调节血糖浓度

薏米含有的薏苡仁多糖具有降糖作用，可改善糖耐量异常，增加肝糖原和肌糖原储存，调节血糖浓度，适合高血压合并糖尿病的患者食用。

怎么搭最好

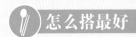

薏米 + 红豆

薏米可利水去湿、健脾养胃；红豆属于高蛋白、低脂肪的优质植物蛋

每 100 克可食用部分基本营养素	
营养成分	含量
热量	1494 千焦
蛋白质	12.8 克
脂肪	3.3 克
碳水化合物	71.1 克
钠	3.6 毫克
钾	238 毫克

白，并且含有丰富的铁。两者同食，对高血压患者有益。

宜吃？忌吃？马上告诉你

✓ 生薏米煮汤食用，利于去湿除风；若健脾益胃、治脾虚泄泻则须将薏米炒熟食用。

✗ 中医认为薏米化湿滑利的效果显著，孕妇不宜食用，可能会引起流产等意外。

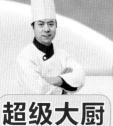

超级大厨 高血压吃货的逆袭

大厨支招

浸泡薏米的水与米同煮

薏米烹饪前需要浸泡，否则不易熟，浸泡薏米的水要与米同煮，不能丢弃，以便高血压患者最大限度地吸收其营养成分。

薏米 30 克，冬瓜 150克，猪瘦肉 100 克。葱段、姜片各 5 克，盐 3 克，香油适量。

做法

薏米淘洗干净，用清水浸泡 1 小时；冬瓜去瓤和子，洗净，带皮切成块；猪瘦肉洗净，切块。

砂锅置火上，放入葱段、姜片、薏米、猪瘦肉，倒入 2000 克清水，大火烧开后转小火煮 1 小时，加入冬瓜块煮至透明，用盐调味，淋上香油即可。

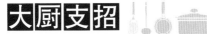

大厨支招

枸杞子不宜长时间煮

在烹饪薏米枸杞粥时，枸杞子不宜与薏米和糯米一同下锅，煮得时间长容易被煮破，影响营养的吸收。

薏米枸杞粥

材料： 薏米50克，糯米30克，枸杞子10克。

调料： 白糖少许。

做法：

1 薏米、糯米分别淘洗干净，用清水浸泡3小时；枸杞子洗净。

2 锅置火上，倒入适量清水烧开，下入薏米、糯米，大火烧开后转小火煮至米粒九成熟，放入枸杞子煮至米粒熟透、略稠的粥，加白糖调味即可。

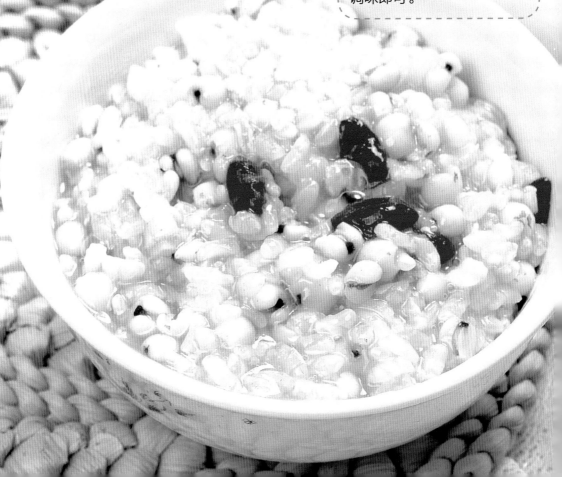

大厨支招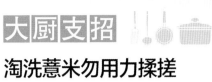

淘洗薏米勿用力揉搓

淘洗薏米时宜用冷水轻轻淘洗，不要用力揉搓，以免造成水溶性维生素的流失。

薏米雪梨粥

材料： 薏米、大米各 50 克，雪梨 1 个。

做法：

薏米淘洗干净，用清水浸泡 4 个小时；大米淘洗干净；雪梨洗净，去皮和蒂，除核，切丁。

锅置火上，放入薏米、大米和适量清水大火煮沸，转小火煮至米粒熟，放入雪梨丁煮沸即可。

荞麦

抑制血压上升

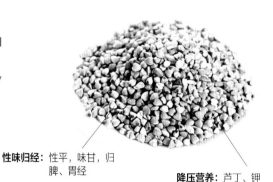

最佳食用时间 早餐、午餐
推荐摄入量 60克

性味归经： 性平，味甘，归脾、胃经

降压营养： 芦丁、钾

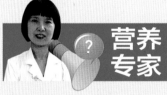 **营养专家** 吃对打赢降压战

百分百推荐理由

荞麦可抑制血压上升

荞麦富含其他粮食中含量很少的芦丁，芦丁能抑制会让血压上升的物质，具有抗氧化作用，其含有的钾有助于降低血压。

荞麦可预防动脉硬化

荞麦中含有的芦丁、荞麦多元酶，二者共同作用，可起到预防动脉硬化的功效。

怎么搭最好

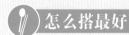

✅ 荞麦 + 鸡蛋

荞麦含有烟酸，鸡蛋含色氨酸，同食可提高体内烟酸含量，有助于保持皮肤、消化和神经系统的健康。

每100克可食用部分基本营养素

营养成分	含量
热量	1356 千焦
蛋白质	9.3 克
脂肪	2.3 克
碳水化合物	73.0 克
钠	4.7 毫克
钾	401 毫克

宜吃？忌吃？马上告诉你

✅ 荞麦口感较粗糙，蒸或煮时宜加些大米，会让其口感变得滑软一些，而且粗细粮搭配食用，营养更均衡。

❌ 消化功能不好、脾胃虚寒及经常腹泻的人不宜吃荞麦，以免加重不适症状。

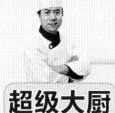

超级大厨 ▶ 高血压吃货的逆袭

大厨支招

锅底刷油减少用油量

在摊薄饼时，先用刷子在锅底刷一层油可减少用油量，避免过多脂肪的摄入。

荞麦煎饼

材料： 荞麦面粉 100 克，面粉 50 克，鸡蛋（取清）1 个，圆白菜 150 克，豆腐丝 100 克。

调料： 葱末、姜末、蒜末各 5 克，盐 3 克。

做法：

1. 荞麦面粉和面粉一同倒入大碗中，放入鸡蛋清和适量清水，搅拌成稀面糊；圆白菜洗净，切丝；豆腐丝切成约 10 厘米长的段，洗净。

2. 平底锅置火上，涂抹上植物油烧至五成热，逐一淋入适量面糊摊成薄饼状，煎至两面熟透，盛出。

3. 锅置火上，倒油烧至六成热，炒香葱末、姜末，放入圆白菜、豆腐丝翻炒至圆白菜断生，加盐和蒜末调味，盛出，卷入煎饼中食用即可。

大厨支招

吃面搭配其他食材营养丰富

做凉面时可搭配其他食材，比如有降压功效的黄豆芽、胡萝卜丝、黄瓜丝、莴笋丝等，可使高血压患者既保证了营养供给，又可降低血压。

麻酱荞麦凉面

材料： 荞麦面条200克，青椒、红椒、黄椒、香菇、绿豆芽各20克，芝麻酱25克。

调料： 酱油、白糖各10克，盐、香油、蒜泥各少许。

做法：

1. 将所有蔬菜洗净，切成均匀的细丝，香菇和绿豆芽焯水；将面条煮熟，捞出后用凉开水冲凉，沥干水。

2. 将芝麻酱盛入容器内，加入酱油、蒜泥、香油、盐、白糖及少许水，搅拌均匀。

3. 将面条放入碗中，倒入蔬菜，浇上调好的麻酱汁即可。

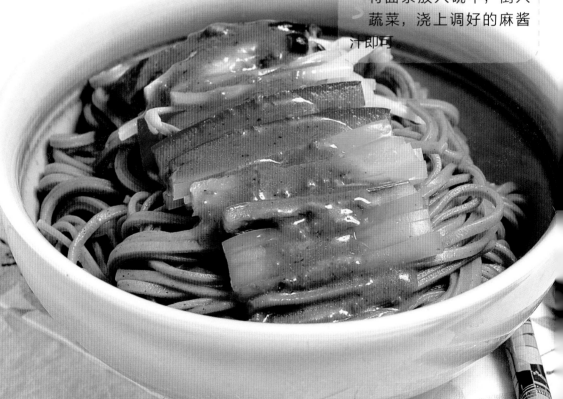

大厨支招

桂圆焖透肉质更松软

将干桂圆肉放入煮好的荞麦粥后，要离火再焖约 10 分钟，否则桂圆发干，不利于营养的吸收。

荞麦桂圆粥

材料： 荞麦 80 克，干桂圆肉 40 克，枸杞子适量。

调料： 白糖适量。

做法：

1. 荞麦淘洗干净，浸泡 2 小时以上；干桂圆肉洗净，撕碎；枸杞子洗净。

2. 锅置火上，加适量清水，放入荞麦，用大火煮沸，转小火熬煮约 20 分钟，放入桂圆肉碎、白糖、枸杞子，再煮约 10 分钟后关火，不揭盖再焖约 10 分钟。

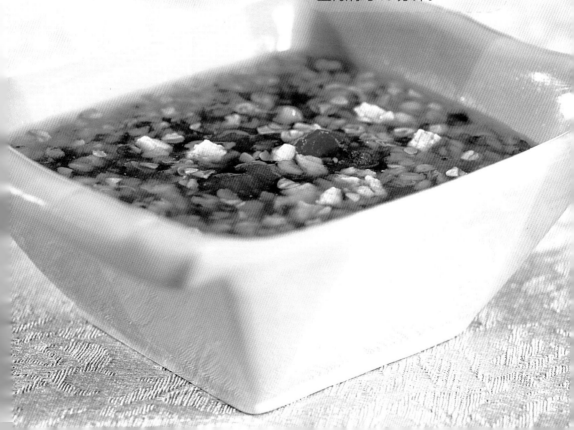

燕麦

促进钠盐排出

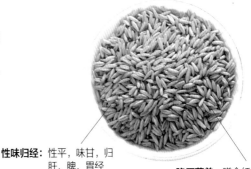

最佳食用时间 早餐、午餐
推荐摄入量 40克

性味归经: 性平，味甘，归肝、脾、胃经

降压营养: 膳食纤维

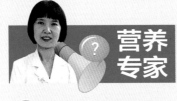

营养专家 吃对打赢降压战

❗ 百分百推荐理由

燕麦可促进钠盐排出

燕麦富含的膳食纤维具有吸附钠的作用，使人体内多余的钠随粪便排出体外，使体内钠的含量降低，从而辅助降血压。

燕麦可预防高血压合并血脂异常

燕麦能降低血液中胆固醇与甘油三酯的含量，可起到调脂减肥的功效，预防高血压合并血脂异常。

🍴 怎么搭最好

✅ 燕麦 + 大米

燕麦有抑制血糖值上升的作用，与含淀粉较多、容易升高血糖含量的大米一起食用，能较好地控制餐后血糖并且口感不错。

每100克可食用部分基本营养素	
营养成分	含量
热量	1536 千焦
蛋白质	15 克
脂肪	6.7 克
碳水化合物	66.9 克
钠	3.7 毫克
钾	214 毫克

🍲 宜吃? 忌吃? 马上告诉你

✅ 燕麦可以促进血液循环，缓解生活工作带来的压力，预防心脑血管疾病；对脂肪肝、糖尿病、浮肿、便秘等有辅助疗效，对老年人增强体力、延年益寿也大有裨益。

❌ 燕麦一次不宜吃太多，吃多了会出现胃痛、腹胀等不适感。

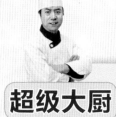

超级大厨　高血压吃货的逆袭

大厨支招

燕麦冲好后焖够10分钟

冲入豆浆后的燕麦片一定要焖够
10 分钟，这样口感更滑爽、软糯，
以免造成高血压患者肠胃不适。

豆浆麦片粥

材料： 黄豆 60 克，即食燕麦
片 100 克。

调料： 白糖 10 克。

做法：

黄豆用清水浸泡 10～12
个小时，洗净；将即食燕
麦片倒入大碗中。

把浸泡好的黄豆倒入全自
动豆浆机中，加水至上、
下水位线之间，煮至豆浆机
提示豆浆做好，取适量冲入
装有燕麦片的大碗中，加入
白糖，盖上碗盖焖 10 分钟，
搅拌均匀即可。

大厨支招

高温会破坏蜂蜜的营养

蜂蜜可润肠、通便，高血压患者常吃蜂蜜能治疗便秘，使大便通畅，还能减少高血压性心脏病突发事件的发生。蜂蜜宜在做好的米糊凉至温热后再放，不然高温会破坏蜂蜜的营养。

燕麦黑米糊

材料： 燕麦、黑米、糯米各15克。

调料： 蜂蜜15克。

做法：

1. 燕麦、黑米、糯米分别淘洗干净，用清水浸泡24小时，捞出，放入家用搅拌机中，加入足量的清水搅碎。

2. 锅置火上，倒入搅打好的米糊，小火煮至口感黏稠且软糯的粥状，凉至温热，加蜂蜜调味即可。

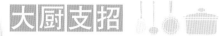

大厨支招

燕麦面口感好可提升食欲

燕麦面可以和得稍微硬一些，这样可以提升口感，从而提高高血压患者的食欲。

凉拌燕麦面

材料： 燕麦面 100 克，黄瓜 100 克。

调料： 蒜末 5 克，香油 4 克，盐 3 克，鸡精 2 克。

做法：

1. 燕麦面加适量水和成光滑的面团，饧 20 分钟后擀成一大张薄面片，将面片切成细丝后蘸干燕麦面抓匀、抖开，即成燕麦手擀面。

2. 将燕麦手擀面煮熟，捞出凉凉；黄瓜洗净，切成丝。

3. 将黄瓜丝撒在煮好的燕麦手擀面上，加入盐、鸡精、蒜末、香油调味即可。

糙米

加速钠的代谢

最佳食用时间 早餐、午餐
推荐摄入量 40克

性味归经：性温，味甘，入脾、胃经

降压营养：γ-氨基酪酸、膳食纤维

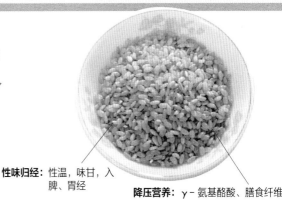

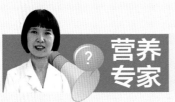

营养专家 吃对打赢降压战

！百分百推荐理由

糙米可加速钠的代谢

糙米中含有的 γ-氨基酪酸，可抑制交感神经活动，促进肾脏功能，加速钠的代谢，从而降低血压。其所含的镁，能激活钙泵，泵入钾离子，限制钠内流，从而降低血压。

糙米可改善便秘，稳定血糖水平

糙米中含有的膳食纤维可促进肠胃蠕动，改善便秘。此外，糙米中含有的锌，可稳定血糖水平，预防高血压合并糖尿病的发生。

怎么搭最好

每 100 克可食用部分基本营养素	
营养成分	含量
热量	1538 千焦
蛋白质	7.2 克
脂肪	2.4 克
碳水化合物	76.5 克
钠	—
钾	—

宜吃？忌吃？马上告诉你

✅ 因糙米口感较粗，质地紧密，因此在煮前将糙米用冷水浸泡一夜，用高压锅煮半小时以上，能更好地促进人体吸收利用，减轻肠胃负担。

❌ 胃溃疡、十二指肠溃疡等胃肠功能不好的患者不宜吃糙米，否则会加重病情，造成疼痛。

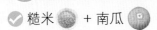

糙米 + 南瓜

二者同食具有补中益气的功效，适合糖尿病、高血压患者食用。

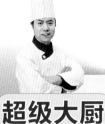

超级大厨　高血压吃货的逆袭

大厨支招

米饭蒸好即可出锅

电饭锅提示米饭蒸好即可出锅，不要长时间蒸，以免加重糊化程度，提高生糖指数。

薏米红豆糙米饭

材料： 薏米 50 克，红豆 25 克，糙米 125 克。

做法：

1. 薏米、糙米、红豆分别淘洗干净，用清水浸泡 4~6 小时。

2. 把薏米、红豆和糙米一起倒入电饭锅中，倒入没过米面 2 个指腹的清水，盖上锅盖，按下蒸饭键，蒸至电饭锅提示米饭蒸好即可。

黄豆

扩张血管，稳定血压

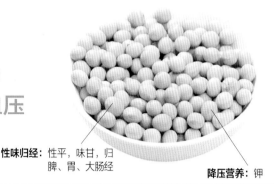

最佳食用时间 早餐、午餐
推荐摄入量 25克

性味归经： 性平，味甘，归脾、胃、大肠经

降压营养： 钾

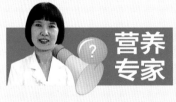

营养专家 吃对打赢降压战

！ 百分百推荐理由

黄豆可扩张血管，降低血压

黄豆富含的钾能促进钠的排出，扩张血管，降低血压。长期服用含有利尿成分降压药（有排钾作用）的高血压患者，经常吃点黄豆，对及时补充钾元素很有帮助。

黄豆可预防心脏病和糖尿病

黄豆中的植物固醇能减少胆固醇吸收，预防心脏病。黄豆中还含有抑胰酶，对糖尿病有一定的作用。

怎么搭最好

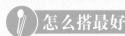 黄豆 + 茄子

黄豆可健脾宽中，润燥清水；茄子含有烟酸，可降低毛细血管的脆性和渗透性。二者同食可润燥消肿。

每 100 克可食用部分基本营养素	
营养成分	含量
热量	1502 千焦
蛋白质	35 克
脂肪	16 克
碳水化合物	34.2 克
钠	2.2 毫克
钾	1503 毫克

宜吃？忌吃？马上告诉你

黄豆富含大豆卵磷脂，能促进神经、血管和大脑的发育，起到健脑的作用。所含的豆固醇能降低血清胆固醇，预防心血管疾病。

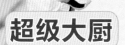

超级大厨 高血压吃货的逆袭

大厨支招

茄子蒸食避免油脂摄入

茄子采用蒸的烹饪方式，避免了油炸，减少油脂的摄入，而且茄子中的膳食纤维可以减少小肠对糖类与脂肪的吸收，控制饭后血糖上升的速度，非常适合高血压合并糖尿病患者食用。

焖茄豆

材料： 黄豆 100 克，茄子 300 克。

调料： 葱丝、香菜段各 10 克，酱油 5 克，花椒粒 3 克，盐 2 克，香油少许。

做法：

1. 黄豆用清水浸泡 10～12 小时，洗净；茄子去蒂，洗净，切块。

2. 砂锅置火上，放入黄豆、花椒粒和没过黄豆的清水，大火烧开后转小火煮至黄豆八成熟，拣出花椒粒，放入茄子块，淋入约 250 克清水，小火烧至茄子熟透，加酱油、盐调味，淋上香油，撒上葱丝和香菜段即可。

大厨支招

黄豆整粒吃降压效果好

黄豆要整粒地吃，才能起到好的降压效果，平时可以用沸水煮熟做凉拌菜，下面这道卤黄豆就是不错的选择，卤黄豆也可与胡萝卜丁拌成小凉菜食用。

卤黄豆

材料： 黄豆100克。

调料： 葱花、大料、花椒粒、干辣椒段、白糖各5克，盐3克。

做法：

1 黄豆用清水浸泡10~12小时，洗净。

2 锅置火上，放入黄豆、大料、盐、白糖和清水，大火烧开后转小火煮30分钟，熄火，焖2个小时，捞出。

3 锅置火上，倒油烧至七成热，炒香花椒粒和干辣椒段，放入煮好的黄豆翻炒均匀，撒上葱花即可。

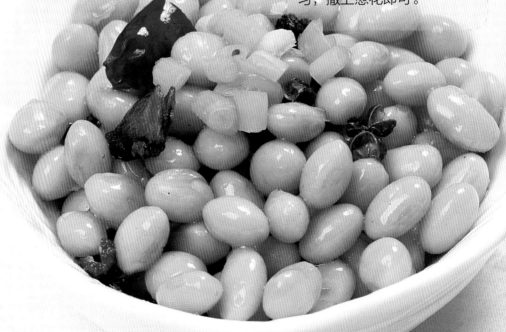

大厨支招

减淡黄豆豆腥味增加食欲

黄豆烹调前用凉盐水洗一下或在烹调时加几滴黄酒，可以减淡豆腥味，但是需要注意的是，用盐水洗后要多冲洗几次，以避免盐分残留，可增加高血压患者食欲。

酒香黄豆佛手茄

材料： 茄子 200 克，干黄豆 150 克。

调料： 葱末、姜末、蒜末、黄酱、糖、米酒各 5 克，水淀粉适量。

做法：

1 干黄豆洗净，用清水浸泡 6 小时；茄子去蒂，洗净，切成三段，再切成佛手花刀；黄酱用水调稀。

2 锅置火上，倒入植物油烧热，放入茄子煎熟，盛出。

3 原锅留底油，放入调稀的黄酱炒至起泡，加葱末、姜末和蒜末炒香，冲入适量清水大火烧开，放入黄豆和煎好的茄子，用糖调味。

4 小火烧至黄豆熟透，淋入米酒，用水淀粉勾芡即可。

绿豆

利尿、排钠

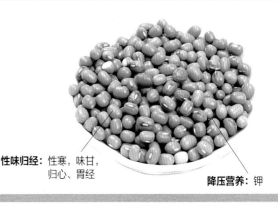

最佳食用时间 三餐均可
推荐摄入量 25克

性味归经： 性寒，味甘，归心、胃经

降压营养： 钾

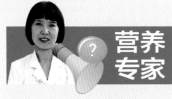

营养专家 ? **吃对打赢降压战**

❗ 百分百推荐理由

绿豆可利尿、排钠，辅助降压

绿豆具有利尿的功效，可排出体内多余的钠，使血细胞中水含量及血管内的血容量降低，从而减小血液对血管壁的压力，起到辅助降压的作用。

绿豆可降低血脂

绿豆中含有的植物甾醇，可减少肠道对胆固醇的吸收，并可通过促进胆固醇异化，在肝脏内阻止胆固醇的合成，使血清胆固醇含量降低，可降低血脂。

🥄 怎么搭最好

✅ 绿豆 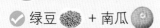 ＋ 南瓜

两者同食可缓解夏季身热口渴、赤尿或头晕乏力等症。

每 100 克可食用部分基本营养素

营养成分	含量
热量	1322 千焦
蛋白质	21.6 克
脂肪	0.8 克
碳水化合物	62.0 克
钠	3.2 毫克
钾	787 毫克

🍲 宜吃？忌吃？马上告诉你

✅ 绿豆具有清热解毒功效，如遇中暑、农药中毒、铅中毒、酒精中毒或吃错药等情况，可先喝一碗绿豆汤进行紧急处理。另外，绿豆还能抗过敏，可辅助治疗荨麻疹。

❌ 绿豆不宜煮得过烂，以免使有机酸和维生素遭到破坏，降低清热解毒的功效。

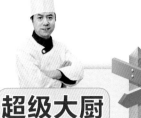

超级大厨 ▶ 高血压吃货的逆袭

大厨支招

绿豆开花后不宜长时间熬煮

绿豆做成汤食用，有很好的清热解毒效果，绿豆大火烧开，转中火煮熟开花即可，开花后不宜长时间熬煮，以免造成营养成分的流失。

绿豆南瓜汤

材料： 绿豆 50 克，南瓜 150 克。
调料： 冰糖 10 克。
做法：

1. 绿豆淘洗干净，用清水浸泡 3~4 小时；南瓜去皮，除瓤和子，切块。

2. 锅置火上，放入绿豆及适量清水，大火烧沸转小火煮至绿豆八成熟，下入南瓜块煮至熟软，加冰糖煮至化开即可。

大厨支招 🍴🍳🥘

煮绿豆搅拌以免煳锅

在煮绿豆时，应不时地用汤勺搅拌一下，以免煳锅，提高生糖指数，导致高血压合并糖尿病患者血糖升高。

绿豆牛奶冰

材料： 绿豆100克，牛奶150克，冰块100克。

调料： 白糖10克。

做法：

1 绿豆淘洗干净，用清水浸泡4小时；冰块用刨冰机打成冰屑，放入透明的玻璃杯中。

2 锅置火上，放入绿豆及适量清水，大火烧沸后转小火，煮至绿豆熟软且汤汁黏稠，加白糖调味，自然冷却，取适量绿豆放在杯中的冰屑上，淋入牛奶即可。

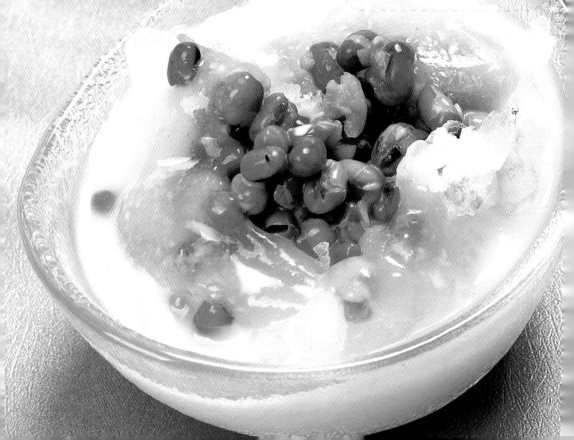

大厨支招

绿豆充分浸泡易熟易消化

绿豆浸泡至用手可以轻松地碾碎，就可以与大米一起蒸饭了，如果浸泡时间不够，不易煮熟且不利于高血压患者消化。

绿豆饭

材料： 大米 60 克，绿豆 15 克。

做法：

1 将绿豆挑去杂质，洗净，用清水浸泡 6~12 小时；大米淘洗干净。

2 将大米和绿豆倒入电饭锅内，加适量清水蒸熟即可。

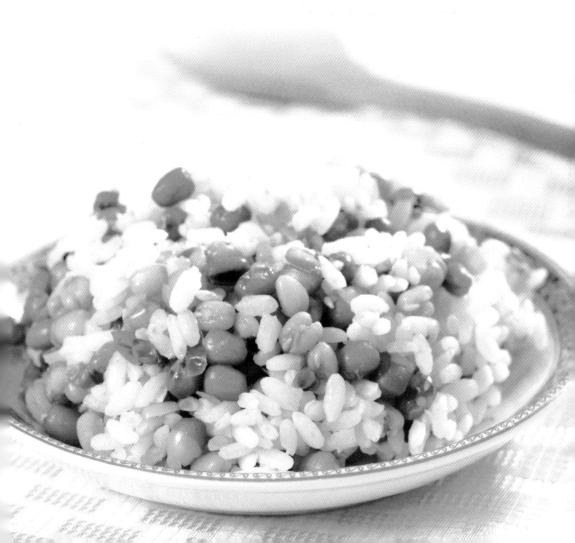

蔬菜类

白菜

降脂降压，促进肠胃蠕动

最佳食用时间 三餐均可
推荐摄入量 100克

性味归经： 性凉，味甘，归脾、胃经

降压营养： 维生素C、钙

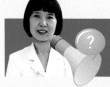 **营养专家** 吃对打赢降压战

! 百分百推荐理由

白菜可使血流通畅，降低血压

白菜中含有丰富的维生素C，可减少血液中胆固醇的含量，使血液流通顺畅，让血压得到良好的控制。其所含有的钙，可以扩张动脉血管，降低血压。

白菜可降低血脂

白菜中所含的果胶，可以帮助人体排除多余的胆固醇，降低血脂，对高血压合并血脂异常有很好的功效。

🥄 怎么搭最好

✅ 白菜 + 豆腐

白菜富含维生素C，豆腐含有丰富的蛋白质和脂肪，二者搭配，可益气、清热利尿。

每100克可食用部分基本营养素

营养成分	含量
热量	71千焦
蛋白质	1.5克
脂肪	0.1克
碳水化合物	3.2克
钠	57.5毫克
钾	—

🍲 宜吃？忌吃？马上告诉你

✅ 白菜有清热除烦、利尿通便、养胃生津之功。对肺胃有热、心烦口渴、小便不利、便秘、痈疮有很好的功效。

❌ 不要吃隔夜的熟白菜，因为隔夜的熟白菜会产生亚硝酸盐，亚硝酸盐在人体内会转化为一种名为亚硝胺的致癌物质。

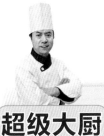

超级大厨 高血压吃货的逆袭

大厨支招

白菜焯煮后不宜挤汁

白菜无论是炒、熘、烧、煎、烩、涮、凉拌，都可做成美味佳肴。但煮焯后不宜将汁挤掉，以避免主要营养素的大量损失。

凉拌白菜帮

材料：白菜帮 250 克。

调料：醋 5 克，盐 3 克，花椒、干红辣椒各少许。

做法：

1 白菜帮洗净切丝，焯烫，过凉，控干，撒盐和醋。

2 油锅烧热，炸香花椒，关火，放干红辣椒，将热油浇在白菜帮上拌匀即可。

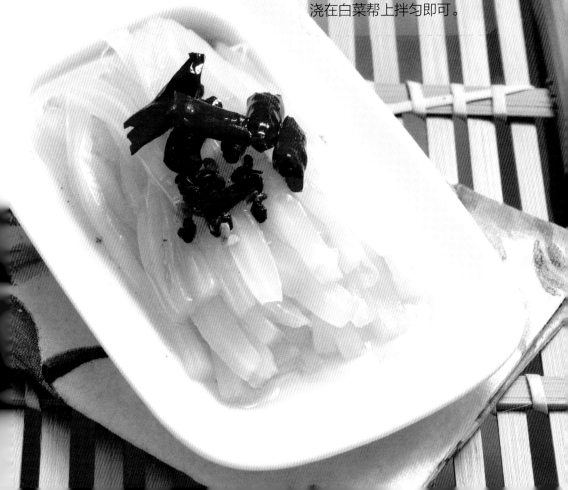

大厨支招

香菇不宜长时间浸泡

香菇与白菜搭配小炒，味道鲜美，有利于降低血压。香菇中的很多维生素和香菇嘌呤都是水溶性的，因此，不适合长时间浸泡和长时间烹煮，以免营养流失。

香菇炒大白菜

材料： 鲜香菇、大白菜各150克。

调料： 葱花、蒜末各5克，盐3克，鸡精2克，水淀粉适量。

做法：

1. 香菇去柄，洗净，入沸水中焯透，捞出凉凉，撕成片；大白菜择洗干净，撕成片。

2. 炒锅置火上，倒入适量植物油，待油温烧至七成热，放葱花炒出香味，放入大白菜片和香菇片炒熟。

3. 用盐、鸡精和蒜末调味，水淀粉勾芡即可。

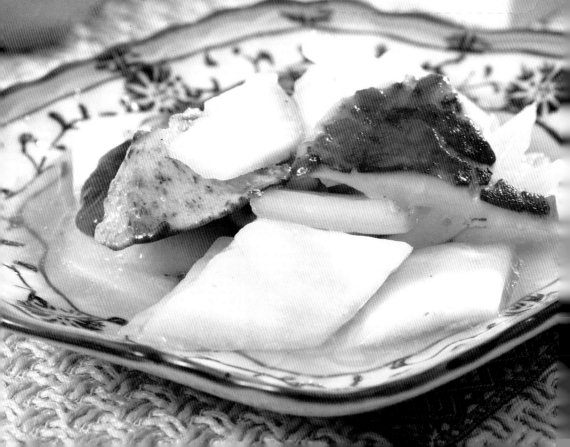

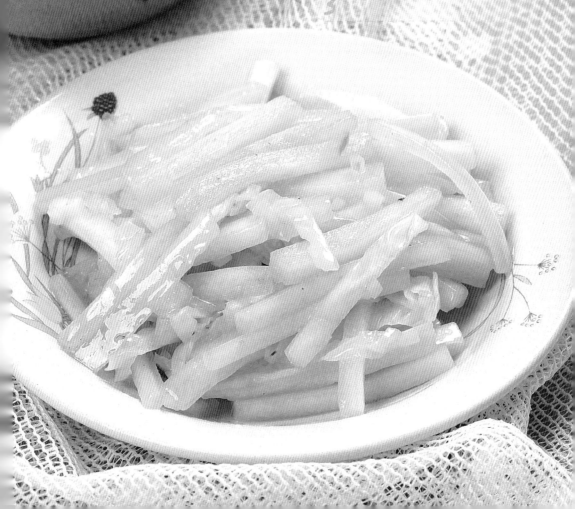

大厨支招

白菜宜顺丝切

在切白菜时，宜顺丝切，这样白菜易熟，且不会破坏膳食纤维，使其降压效果得到很好的发挥；在烹饪大白菜时，适当放点醋，可以使大白菜中的钙、磷、铁等元素释放出来，从而有利于高血压患者吸收营养。

醋熘白菜

材料：白菜帮 400 克。

调料：葱丝、姜丝、蒜末各 5 克，醋 15 克，盐 3 克。

做法：

1 白菜帮洗净切成条。

2 锅内倒油烧热，爆香葱丝、姜丝、蒜末，倒入白菜翻炒至白菜帮变软。

3 放盐和醋翻炒均匀即可。

芹菜

天然的降压药

最佳食用时间　三餐均可
推荐摄入量　50克

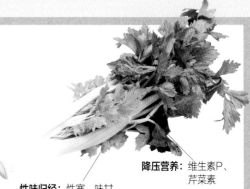

降压营养： 维生素P、芹菜素

性味归经： 性寒，味甘，入胃、膀胱经

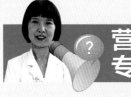

营养专家　吃对打赢降压战

百分百推荐理由

芹菜可增加血管弹性

芹菜中的维生素P可降低毛细血管的通透性，增加血管弹性，具有降血压、防止毛细血管破裂等功效，对于原发性、妊娠性及更年期高血压均有益处。芹菜所含的芹菜素有明显的降压作用。

芹菜可有效降血脂

芹菜中含有丰富的膳食纤维，可以促使胆固醇转化为胆酸，进而降低血脂，有效预防动脉硬化及心脑血管疾病。经常吃些芹菜，还可以中和尿酸及体内的酸性物质，对预防痛风有较好的效果。

每100克可食用部分基本营养素

营养成分	含量
热量	84千焦
蛋白质	1.2克
脂肪	0.2克
碳水化合物	4.5克
钠	159毫克
钾	206毫克

怎么搭最好

✅ 芹菜 ＋ 百合

二者搭配食用对于高血压患者清除内热、养护肺部有很好的效果。

宜吃？忌吃？马上告诉你

❌ 计划生育的男性要少吃芹菜，否则会抑制睾丸酮的生成，减少精子数量。

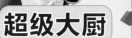

 高血压吃货的逆袭

大厨支招

西芹焯烫减少吸油量

西芹先放沸水中焯烫再炒，可以减少吸油量，从而减少进食时油脂摄入过多。

西芹百合

材料： 芹菜 350 克，百合 20 克。
调料： 盐 3 克，香油适量。
做法：

1. 西芹择洗干净，用沸水焯一下，捞出在冷水中浸泡一下沥干，切段。

2. 百合用温水泡发，除掉老衣，洗净。

3. 锅置火上，放油烧至七成热，放入焯好的西芹段略炒，再加百合同炒，待百合边缘变透明时，迅速翻炒均匀，出锅前放盐、香油炒匀即可。

大厨支招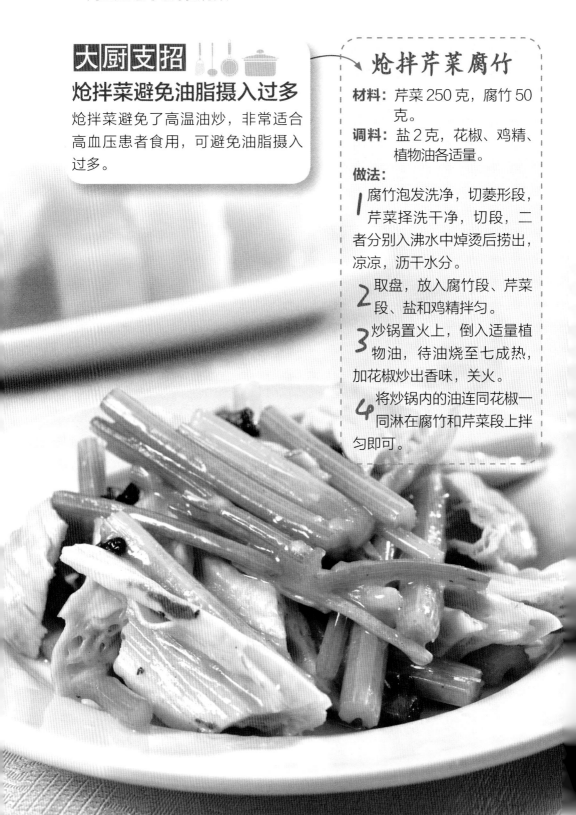

炝拌菜避免油脂摄入过多

炝拌菜避免了高温油炒，非常适合高血压患者食用，可避免油脂摄入过多。

炝拌芹菜腐竹

材料： 芹菜250克，腐竹50克。

调料： 盐2克，花椒、鸡精、植物油各适量。

做法：

1　腐竹泡发洗净，切菱形段，芹菜择洗干净，切段，二者分别入沸水中焯烫后捞出，凉凉，沥干水分。

2　取盘，放入腐竹段、芹菜段、盐和鸡精拌匀。

3　炒锅置火上，倒入适量植物油，待油烧至七成热，加花椒炒出香味，关火。

4　将炒锅内的油连同花椒一同淋在腐竹和芹菜段上拌匀即可。

大厨支招

西芹打汁可降压

吃腻了炒的、拌的，芹菜还可以用来打汁喝，不过打汁的时候最好选择西芹，西芹汁多。常喝西芹汁，不仅能摄入很多的芹菜素、钾，还富含膳食纤维，能防治高血压患者出现便秘症状。

西芹苹果汁

材料： 西芹 50 克，苹果 150 克，蜂蜜适量。

做法：

1 西片洗净，去叶，切小段；苹果去皮，除子，切丁。

2 将上述食材放入果汁机中，加入适量饮用水搅打，打好后调入蜂蜜即可。

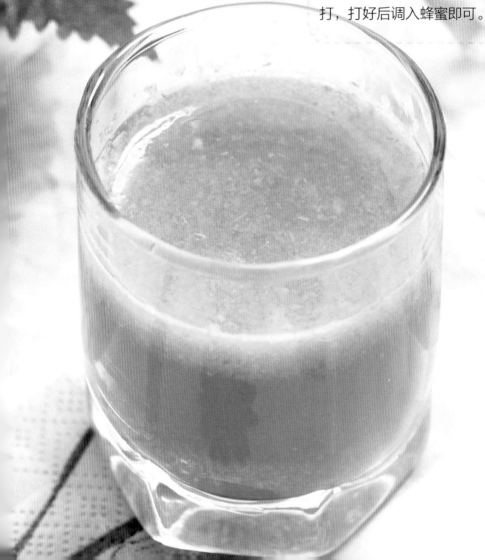

油菜

增加钙摄入，有利于血压控制

最佳食用时间　三餐均可
推荐摄入量　150克

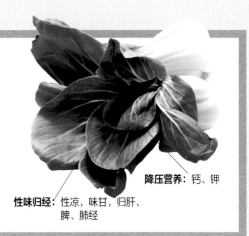

降压营养：钙、钾

性味归经：性凉，味甘，归肝、脾、肺经

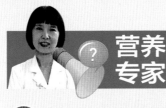

营养专家　**吃对打赢降压战**

! 百分百推荐理由

油菜有助于降低血压

油菜中富含钙，我国流行病学证实，人体缺钙会引起血压升高，钙摄入量低者血压高，反之则血压低。油菜所含的钾还能避免高血压对动脉壁造成的损伤。

油菜可减少脂类的吸收

油菜含有的膳食纤维，能与胆酸盐和食物中的胆固醇及甘油三酯结合，并从粪便中排出，从而减少脂类的吸收。

怎么搭最好

油菜 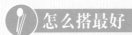 ＋ 香菇

油菜和香菇中都富含膳食纤维，二者搭配可防治便秘。

每100克可食用部分基本营养素

营养成分	含量
热量	96 千焦
蛋白质	1.8 克
脂肪	0.5 克
碳水化合物	3.8 克
钠	55.8 毫克
钾	210 毫克

宜吃? 忌吃? 马上告诉你

✅ 油菜可洗净后直接打汁，也可以焯烫后再打汁。焯烫后打汁可以使营养更好地吸收，而洗净后直接打汁则更有助于改善便秘。如果想热饮则最好焯烫后再打汁。

❌ 油菜性凉，脾胃虚寒、大便稀且不成形者不宜多吃。

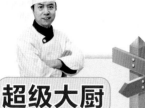

超级大厨　高血压吃货的逆袭

大厨支招

焯烫绿叶蔬菜加盐防变色

在焯烫绿叶蔬菜时，在水里加入少量食盐，可以保持蔬菜的新鲜色泽，防止变色。

海米拌油菜

材料： 油菜 200 克，海米 30 克。

调料： 醋 10 克，香油 3 克。

做法：

1　将油菜梗洗净，切成 3 厘米长的段；海米用温水泡发洗净。

2　将油菜放入沸水中焯一下，捞入冷水中过凉，挤净水分，放在盘中。

3　取碗，放入海米，用醋、香油制成调味汁，浇在油菜上，拌匀即可。

大厨支招 🥄🍳🥘

油菜最好整棵炒

油菜宜现洗现做，并用大火快炒，这样既能保持口味鲜脆，又不破坏营养成分。炒油菜时能不切就尽量不要切，既可避免营养被破坏，又可减少吸油量。

▷ 油菜香菇汤

材料： 干香菇6朵，油菜300克。

调料： 葱花、姜丝各5克，盐3克，香油2克，清汤适量。

做法：

1 将油菜择洗干净，放入沸水中焯一下，捞出，在冷水中过凉；将干香菇洗净，用温水泡发后，再洗净去柄，待用。

2 炒锅置火上，倒入植物油烧热，放入葱花、姜丝炝锅，再加入油菜和香菇，大火炒熟，放入适量清汤煮沸，然后加入盐调味，淋上香油即可。

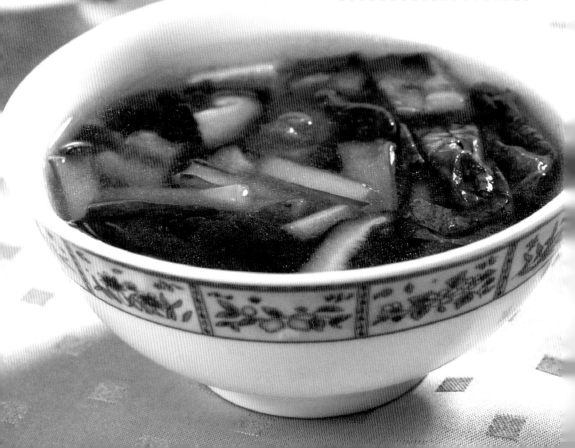

大厨支招

小油菜叶子无须切得太细

小油菜可用来煮粥，小油菜叶子的部分比较柔软，烹调时无须切得太细，这样能避免烹调过程中营养成分流失过多。

油菜大米粥

材料： 大米100克，小油菜50克。

调料： 盐、香油各2克。

做法：

1. 小油菜洗净，入沸水锅中焯透，切碎；大米淘洗干净，用水浸泡30分钟。

2. 锅置火上，加适量清水烧沸，放入大米，大火煮沸后转小火熬煮成粥，加入小油菜碎并拌匀，用香油、盐调味即可。

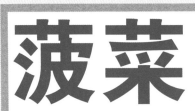

菠菜

限制钠内流

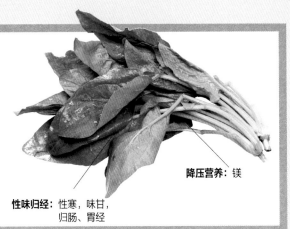

降压营养：镁

最佳食用时间 三餐均可
推荐摄入量 80~100克

性味归经：性寒，味甘，
归肠、胃经

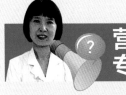

营养专家 **吃对打赢降压战**

百分百推荐理由

菠菜可限制钠内流，降低血压

菠菜中含有的镁能稳定血管平滑肌细胞膜的钙通道，激活钙泵，排出钙离子，泵入钾离子。轻、中度高血压者常吃些菠菜来补充镁，能起到辅助降血压的作用。

菠菜可减缓餐后血糖的升高

菠菜叶中含有一种类胰岛素样物质，其作用与胰岛素非常相似，高血压合并糖尿病患者经常食用菠菜有利于血糖保持稳定。

怎么搭最好

✅ 菠菜 + 猪肝

菠菜和猪肝搭配可增强补血效用，因为猪肝富含叶酸、维生素 B_{12}

每 100 克可食用部分基本营养素

营养成分	含量
热量	100 千焦
蛋白质	2.6 克
脂肪	0.3 克
碳水化合物	4.5 克
钠	85.2 毫克
钾	311 毫克

以及铁等造血原料，菠菜也含有较多的叶酸和铁，两者同食，补血效果更强。

宜吃？忌吃？马上告诉你

✅ 菠菜根中含有多种营养素，在食用时不要全部去掉。

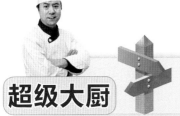

高血压吃货的逆袭

大厨支招

菠菜焯水可降低草酸含量

菠菜含有草酸，草酸会影响人体对钙质的吸收。菠菜宜焯水后再进行烹调，这样会降低草酸的含量。

三彩菠菜

材料： 菠菜 350 克，粉丝 50 克，海米 30 克，鸡蛋 2 个。

调料： 蒜末、醋各 5 克，盐 3 克，香油、鸡精各 2 克。

做法：

1. 菠菜择洗干净，放入沸水中略烫，捞出切成长段；粉丝泡发后，剪成长段；海米泡发；鸡蛋加少许盐打散。

2. 煎锅倒油烧至五成热，倒入鸡蛋液，让其在锅内摊开，待摊成蛋皮后，取出，切成丝。

3. 炒锅倒油烧热，炒香蒜末、海米，加入菠菜、粉丝、鸡蛋丝、盐、醋、香油、鸡精，翻炒至熟即可。

大厨支招
用胡椒粉代替盐调味

菠菜也可以放在粥里食用，可用胡椒粉代替盐调味，避免了钠的过多摄入，有利于高血压患者控制血压。

菠菜鸡蓉粥

材料： 大米100克，菠菜150克，鸡肉50克。

调料： 胡椒粉3克。

做法：

1. 将大米洗净，浸泡30分钟；鸡肉洗净，剁成蓉；菠菜洗净，切段。

2. 锅置火上，加适量水烧开，放入大米煮至黏稠，放入鸡肉蓉煮熟，加入菠菜段稍煮，放胡椒粉搅匀即可。

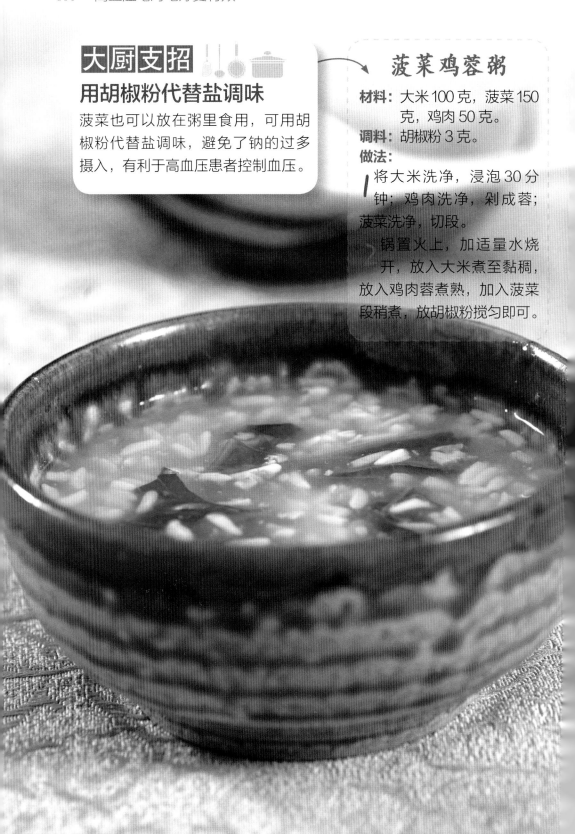

大厨支招

花生红衣可止血

对有出血倾向的高血压患者，吃花生的时候一定要连同红衣一起吃，花生红衣含有止血因子。而血液黏稠的高血压患者，尽量不吃花生的红皮，否则，容易使凝血机制更强，容易罹患血栓。

花生菠菜

材料： 菠菜 250 克，花生仁 50 克。

调料： 盐 3 克，鸡精、香油各 2 克。

做法：

1. 菠菜择洗干净，放入沸水中焯 30 秒，捞出，凉凉，沥干水分，切段；花生仁挑去杂质。

2. 炒锅置火上，倒入适量植物油，待油温烧至五成热，放入花生仁炒熟，盛出，凉凉。

3. 取盘，放入菠菜段，用盐、鸡精和香油拌匀，拌上花生即可。

韭菜

壮阳草可稳定血压

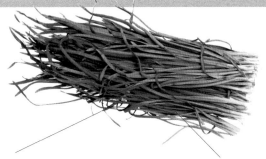

最佳食用时间 三餐均可
推荐摄入量 50～100克

性味归经：性温，味辛，归肝、脾、肾、胃经

降压营养：维生素C、膳食纤维

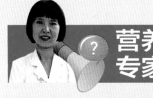

营养专家 吃对打赢降压战

❗ 百分百推荐理由

韭菜可促进钠的排出，降低血压

韭菜含有的维生素 C，能够促进人体合成氮氧化物，辅助降低血压。其所含的膳食纤维可促进钠的排出，降低血压。

韭菜可预防和治疗动脉硬化、冠心病

韭菜含有的膳食纤维，可以促进肠道蠕动，同时又能减少对胆固醇的吸收，起到预防和治疗动脉硬化等疾病的作用。

🥄 怎么搭最好

✅ 韭菜 + 鸡蛋

二者搭配，具有补肝肾、助阳固精、滋阴润燥的功效。

每 100 克可食用部分基本营养素	
营养成分	含量
热量	109 千焦
蛋白质	2.4 克
脂肪	0.4 克
碳水化合物	4.6 克
钠	8.1 毫克
钾	247 毫克

🍲 宜吃？忌吃？马上告诉你

✅ 从中医角度讲，韭菜有补肾益阳、暖胃、除湿理血等功效，尤其对男性慢性肾炎、腰膝酸软、阳痿、遗精滑精者有滋补作用；对阳虚女性也有好处，可以改善她们畏寒、怕冷、性欲减退等症状。

❌ 夏季不宜多食韭菜，否则会引起胃肠不适。

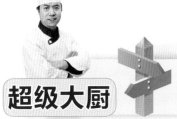

超级大厨　高血压吃货的逆袭

大厨支招

豆渣可吸附糖和胆固醇

用豆浆机做完豆浆剩下的豆渣不宜舍弃，其富含膳食纤维，能吸附食物中的糖和胆固醇，对高血压合并糖尿病的防治有很好效果。

韭菜豆渣饼

材料： 豆渣 50 克，玉米面 100 克，韭菜 50 克，鸡蛋 1 个。

调料： 盐 3 克。

做法：

1. 韭菜洗净，切末；鸡蛋磕入碗中搅散。

2. 将豆渣、玉米面、鸡蛋液、韭菜末混合在一起，加入盐，揉成团。

3. 将面团分成大小均匀的小团，压成饼状。

4. 在平底锅中倒少许油，放入小饼，用小火煎，一面煎成金黄色以后，翻面，直至两面都成金黄色即可出锅。

大厨支招

韭菜宜现做现切

韭菜切开遇空气后辛辣味会加重，容易刺激呼吸道，宜现做现切，以免刺激高血压患者呼吸道。

韭菜虾皮鸡蛋汤

材料： 韭菜25克，虾皮5克，鸡蛋1个。

调料： 盐、香油各2克，鸡精、胡椒粉各1克。

做法：

1. 将韭菜洗净，切段；鸡蛋打入碗中，搅散，备用。

2. 锅置火上，倒入适量清水，放入虾皮、盐、鸡精烧沸，淋入蛋液，煮沸后放入韭菜段搅匀，撒上胡椒粉，淋上香油即可。

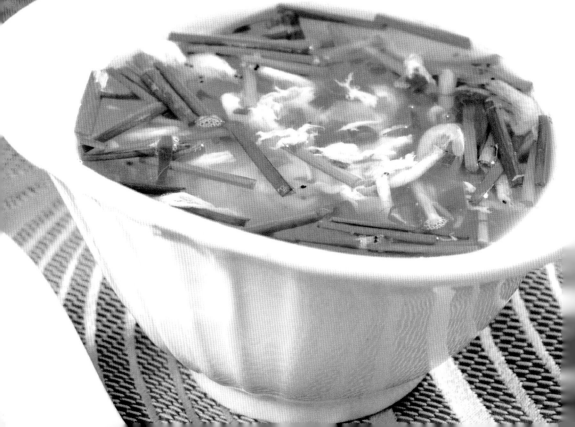

大厨支招

韭菜宜先浸泡再冲洗

韭菜上的残留农药通常较多，对高血压患者健康不利，先浸泡再冲洗能去除韭菜上的残留农药。

韭菜大米粥

材料：鲜韭菜、大米各100克。

调料：盐3克。

做法：

1. 韭菜洗净，切段，备用；大米淘洗干净，浸泡20分钟。

2. 锅置火上，倒水煮沸，放入大米大火煮沸，转小火煮至粥将熟，放入韭菜，加入盐，再煮沸一两次即可。

茼蒿

稳定情绪，防止血压升高

最佳食用时间 三餐均可
推荐摄入量 50~100克

性味归经： 性温，味甘涩，入肝、肾经

降压营养： 挥发油、精油、胆碱

 营养专家 吃对打赢降压战

百分百推荐理由

茼蒿可稳定情绪，从而降低血压

茼蒿中含有特殊香味的挥发油，能养心安神、稳定情绪，从而降低血压；茼蒿中的精油和胆碱物质也能起到降低血压的作用。

茼蒿有助肠道蠕动，促进排便

茼蒿中含有特殊香味的挥发油，有助于宽中理气，消食开胃，增加食欲，并且其所含的膳食纤维有助肠道蠕动，促进排便；茼蒿还具有补脑、防止记忆力减退的作用。

怎么搭最好

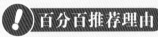 茼蒿 + 肉

茼蒿含有较多的脂溶性维生素——胡萝卜素，适合搭配肉共同烹

每 100 克可食用部分基本营养素	
营养成分	含量
热量	88 千焦
蛋白质	1.9 克
脂肪	0.3 克
碳水化合物	3.9 克
钠	161.3 毫克
钾	220 毫克

调，以促进胡萝卜素的吸收和利用。

宜吃？忌吃？马上告诉你

用鲜茼蒿榨汁，每天喝两次，一次喝一杯，可以缓解因高血压而引起的头昏脑涨。

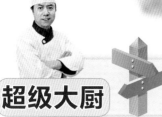

超级大厨　高血压吃货的逆袭

大厨支招

茼蒿凉拌可治疗便秘

茼蒿辛香滑利，煮汤或凉拌有利于胃肠功能不好的人，慢性肠胃病和习惯性便秘者适宜多吃茼蒿。

双仁拌茼蒿

材料： 茼蒿 250 克，松子仁、花生仁各 25 克。

调料： 盐 3 克，香油 2 克。

做法：

1. 将茼蒿择洗干净，下入沸水中焯 1 分钟，捞出，凉凉，沥干水分，切段；松子仁和花生仁挑去杂质。

2. 炒锅置火上烧热，分别放入松子仁和花生仁炒熟，取出，凉凉。

3. 取盘，放入茼蒿，用盐和香油拌匀，撒上松子仁和花生仁即可。

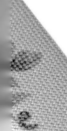

大厨支招

汤汁稠浓不需勾芡

炒菜时汤汁已自然稠浓或已加入如豆瓣酱、甜面酱等具有黏性的调味品的菜肴不需勾芡，同时也要减少盐的用量，有利于高血压患者控制血压。

茼蒿豆腐

材料： 茼蒿150克，豆腐300克。

调料： 葱花5克，盐3克，水淀粉适量。

做法：

1 茼蒿择洗干净，切末；豆腐洗净，切丁。

2 炒锅置火上，倒入植物油烧至七成热，放葱花炒香，放入豆腐丁翻炒均匀。

3 锅中加适量清水，烧沸后转小火，倒入茼蒿末翻炒2分钟，用盐调味，水淀粉勾芡即可。

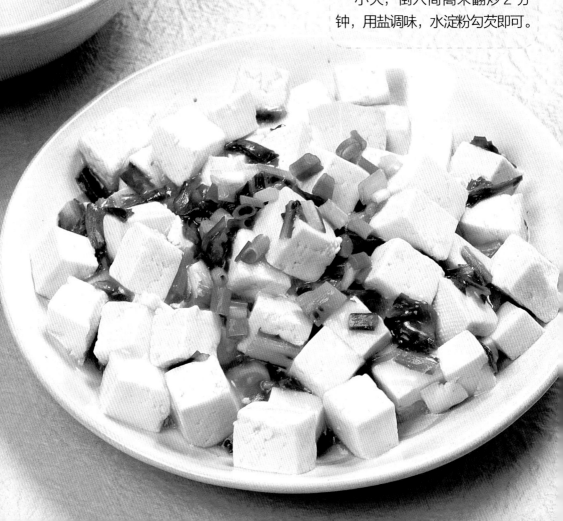

大厨支招

茼蒿宜大火快炒

茼蒿中的芳香精油遇热易挥发，会减弱茼蒿的健胃作用，烹调时应大火快炒，2~3 分钟出锅即可。

茼蒿炒肉丝

材料： 茼蒿 250 克，猪肉 50 克。

调料： 料酒、酱油各 8 克，葱花、姜丝各 5 克，盐 2 克，鸡精 1 克，水淀粉适量。

做法：

1. 茼蒿择洗干净，切段；猪肉洗净，切丝，加料酒、酱油和水淀粉抓匀，腌渍 15 分钟。

2. 炒锅置火上，倒入适量植物油，待油温烧至七成热，放葱花、姜丝炒香，放入猪肉丝滑熟，倒入茼蒿段炒熟，用盐和味精调味，水淀粉勾芡即可。

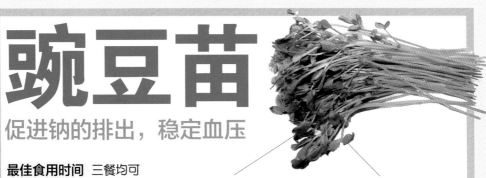

豌豆苗

促进钠的排出，稳定血压

最佳食用时间 三餐均可
推荐摄入量 50克

性味归经： 性平，味甘，归心、脾、胃、大肠经

降压营养： 钾、膳食纤维

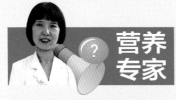

营养专家　吃对打赢降压战

❗ 百分百推荐理由

豌豆苗可促进钠的排出，降低血压

豌豆苗含有的钾可有效排出人体内过剩的钠，从而达到降低血压的效果。豌豆苗中的膳食纤维能促进大肠蠕动，保持大便通畅，可以防止由便秘引发的血压升高。

豌豆苗可预防心血管疾病

豌豆苗所含的维生素和膳食纤维，可预防心血管疾病，促进肠胃蠕动，帮助消化，防止便秘。

🥄 怎么搭最好

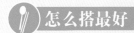 豌豆苗 + 玉米

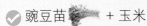

玉米和豌豆苗搭配在一起，可提高人体对蛋白质的利用价值。因为不同食物中组成蛋白质的氨基酸不同，

每 100 克可食用部分基本营养素	
营养成分	含量
热量	142 千焦
蛋白质	4.0 克
脂肪	0.8 克
碳水化合物	4.6 克
钠	18.5 毫克
钾	222 毫克

玉米与豌豆苗混合食用，可以起到蛋白质互补作用，从而提高食物的营养价值。

🍲 宜吃？忌吃？马上告诉你

✅ 豌豆苗富含膳食纤维，有排便功效，适合便秘者食用。

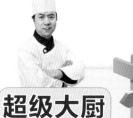

超级大厨　高血压吃货的逆袭

大厨支招

炒豌豆苗时宜加少量水

豌豆苗越嫩越好，不要切，为避免豆苗的水分渐出来，炒时可加少量水；起锅前放入蒜末，菜肴的蒜香味更浓郁。

素炒豌豆苗

材料： 豌豆苗 250 克。

调料： 葱花、蒜末各 5 克，盐 2 克，鸡精 1 克。

做法：

1 豌豆苗择洗干净。

2 炒锅置火上，倒入适量植物油，待油烧至七成热，加葱花炒香。

3 放入豌豆苗炒香，加蒜末、盐、鸡精调味即可。

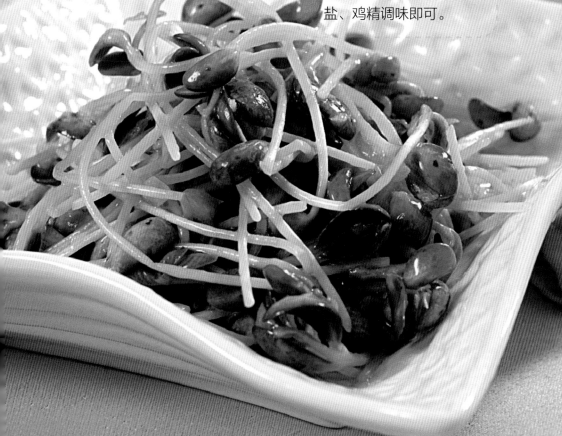

大厨支招

豌豆苗做汤可减肥

豌豆苗具有豌豆的清香味，最适宜做汤。豌豆苗适合高血压患者和水肿型肥胖的人群常吃，因为豌豆苗含钾丰富，有利于降低血压，并能帮助排出体内多余的水分，从而达到减肥的效果。

三丝豆苗汤

材料： 竹笋100克，胡萝卜50克，豌豆苗、水发香菇各25克。

调料： 料酒、姜末各5克，盐、香油各2克，鸡精1克，高汤适量。

做法：

1 将竹笋、胡萝卜、水发香菇洗净，切丝，分别入沸水焯熟；豌豆苗择洗干净，放入沸水中略焯一下，捞出沥干；将竹笋丝、胡萝卜丝、香菇丝和豌豆苗放入大汤碗内，待用。

2 锅置火上，倒入适量高汤烧开，加入三丝及豌豆苗、盐、料酒、姜末、鸡精煮开，淋入香油即可。

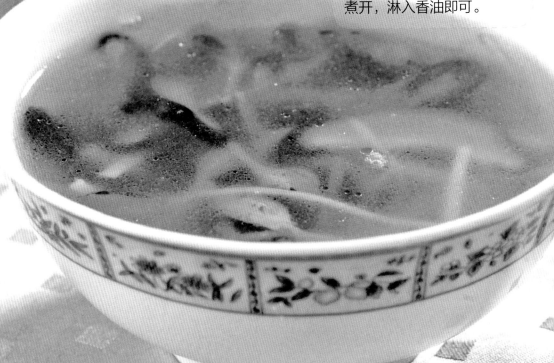

大厨支招

豌豆苗不宜炒得过老

烹饪时，豌豆苗不宜炒得过老，否则不仅会失去豌豆的清香味，营养成分也容易流失，应大火快炒。

豌豆苗炒鸡片

材料： 豌豆苗 400 克，鸡脯肉 300 克，鸡蛋 2 个（取蛋清）。

调料： 料酒 10 克，盐 3 克，水淀粉、鲜汤各适量。

做法：

1. 豌豆苗去尖，洗净；鸡脯肉洗净，切片，用料酒、鸡蛋清、水淀粉拌匀，挂浆；鸡精、盐、料酒、水淀粉、鲜汤调制成味汁，待用。

2. 锅置火上，倒植物油烧热，加入鸡片，滑熟，捞出沥油，待用。

3. 锅留底油烧热，倒入豌豆苗翻炒片刻，再倒入鸡片淋上味汁，炒匀即可。

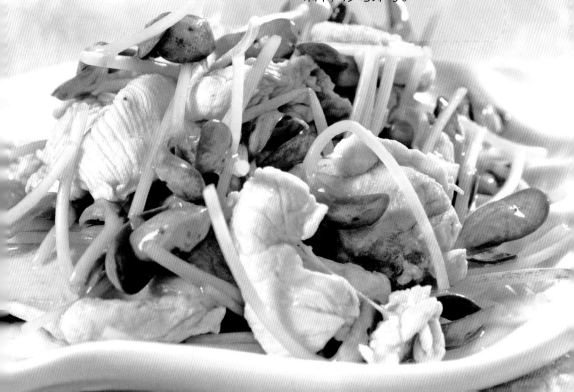

西蓝花

可使血液流通顺畅

最佳食用时间 三餐均可
推荐摄入量 70克

性味归经： 性平，味甘，归肾、脾、胃经

降压营养： 黄酮、胆碱

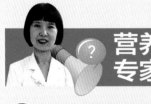

营养专家 吃对打赢降压战

❗ 百分百推荐理由

西蓝花可降低血压

西蓝花中含有的黄酮，具有增强血管壁弹性的功能，可使血液流通顺畅，达到调节血压的作用。此外，西蓝花中的胆碱可促进脂肪的代谢，降低血压。

西蓝花可提高胰岛素的敏感性

西蓝花含有丰富的微量元素铬，能提高胰岛素的敏感性，减少胰岛素的需要量，加上膳食纤维还能有效控制肠胃对葡萄糖的吸收。

🥄 怎么搭最好

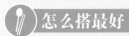

✅ 西蓝花 + 墨鱼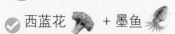

二者同食可预防感冒，帮助消化，使营养更加全面均衡。

每 100 克可食用部分基本营养素	
营养成分	含量
热量	138 千焦
蛋白质	4.1 克
脂肪	0.6 克
碳水化合物	4.3 克
钠	18.8 毫克
钾	17 毫克

🍲 宜吃？忌吃？马上告诉你

✅ 西蓝花富含钙和维生素 K，可促进骨组织钙化，抑制破骨细胞引起的骨吸收，从而保持骨密度，适合骨质疏松患者食用。西蓝花还含有丰富的维生素 C，能增强肝脏的解毒能力，提高机体免疫力。

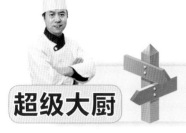

超级大厨 高血压吃货的逆袭

大厨支招

加大蒜有助血压正常化

西蓝花在烹饪时可加些大蒜等调味品，既可提味，还可使营养丰富，尤其大蒜中含有硒，能防止血小板凝聚，有助于血压正常化。

西蓝花肉片汤

材料： 西蓝花 200 克，猪肉 100 克，水发木耳 50 克。

调料： 料酒、酱油各 8 克，葱丝、姜丝、蒜片各 5 克，盐 3 克，鸡精 2 克，淀粉、清汤各适量。

做法：

1. 将西蓝花用盐水洗净，掰小朵，焯水，沥干；猪肉洗净，切片，用盐、料酒、淀粉腌渍片刻；水发木耳洗净，撕小朵，待用。

2. 锅置火上，倒植物油烧热，放入葱丝、姜丝爆香，放入蒜片、猪肉片大火快炒，放入西蓝花、木耳翻炒，倒入适量清汤煮沸，放入盐、酱油、鸡精即可。

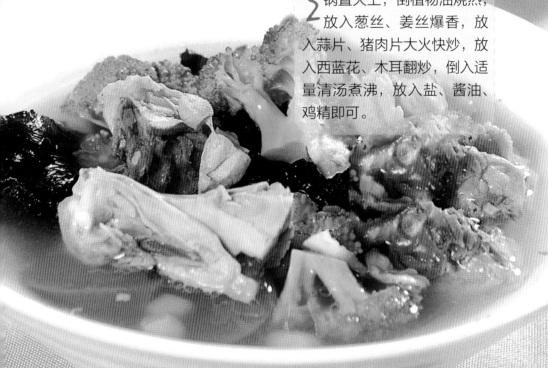

大厨支招

西蓝花焯后再炒吸油少

西蓝花洗净后先在沸水中焯后再炒，可减少吸油量，也避免脂肪过多摄入。

西蓝花烩胡萝卜

材料： 西蓝花250克，胡萝卜50克。

调料： 葱花、蒜末各5克，盐3克。

做法：

1. 西蓝花用盐水洗干净，掰成小朵，入沸水中略焯，捞出，沥干水分；胡萝卜洗净，切片。

2. 炒锅置火上，倒入植物油烧至七成热，加葱花、蒜末炒香，放入胡萝卜翻炒，倒入西蓝花炒熟，用盐调味即可。

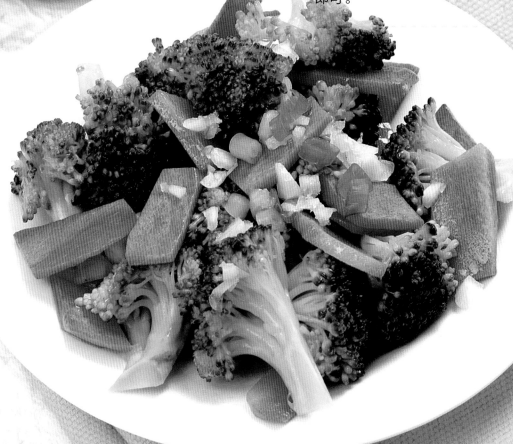

大厨支招

煮粥时水开再下米

煮粥时水开再下米，这样做熬煮的过程中就不易糊锅，可降低生糖指数，有利于高血压并发糖尿病患者控制血糖。

西蓝花粥

材料： 大米 50 克，西蓝花、肉末各 25 克。

调料： 香菜末 5 克。

做法：

1 将西蓝花用盐水洗净，掰成小朵，放在锅中煮，开锅后，把淘洗干净的米和肉末下锅煮至米熟肉烂。

2 加入香菜末拌匀即可。

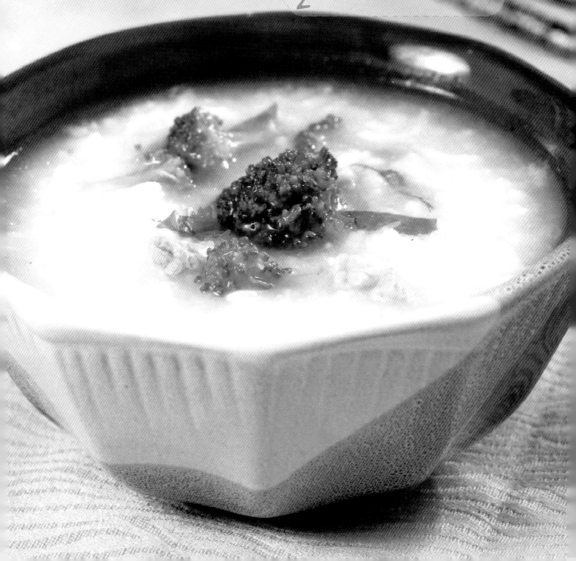

芦笋

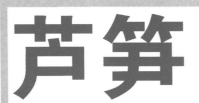

扩张末梢血管，控制血压上升

最佳食用时间 三餐均可
推荐摄入量 50克

性味归经： 性凉，味甘，归肺、胃、膀胱经

降压营养： 天门冬酰胺、槲皮黄酮

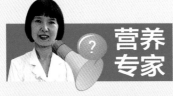

营养专家 吃对打赢降压战

百分百推荐理由

芦笋可扩张末梢血管，降低血压

芦笋中的天门冬酰胺可扩张末梢血管，降低血压；所含的槲皮黄酮有增强毛细血管弹性、抗血小板凝集等作用，适合高血压患者食用。

芦笋对高血压并发冠心病有较好的防治作用

芦笋能扩张冠状动脉，增加冠状动脉血流量，对高血压并发冠心病有较好的防治作用。

怎么搭最好

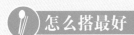 芦笋 ＋ 猪肉

芦笋中叶酸含量较高，猪肉中含有维生素 B_{12}，两者同食，有利于人体对维生素 B_{12} 的吸收和利用。

每100克可食用部分基本营养素

营养成分	含量
热量	79 千焦
蛋白质	1.4 克
脂肪	0.1 克
碳水化合物	4.9 克
钠	3.1 毫克
钾	213 毫克

宜吃？忌吃？马上告诉你

✅ 芦笋含有较多的天门冬酰胺、天门冬氨酸及其他多种甾体皂苷物质，对心血管病、水肿等疾病均有疗效。

❌ 芦笋不宜生吃，也不宜存放一周以上再吃。

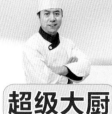

超级大厨　高血压吃货的逆袭

大厨支招

炒菜少放油

高血压患者吃炒菜时，宜少放油，避免摄入脂肪过多，升高血压。

清炒芦笋

材料： 芦笋 400 克。

调料： 葱末 5 克，盐 3 克，花椒 2 克。

做法：

1. 芦笋择洗干净，切成段，入沸水中略焯，捞出，沥干水分。

2. 炒锅置火上，倒植物油烧热，放入花椒炸香，下入葱末煸炒片刻。

3. 放入芦笋翻炒至熟，加少许盐炒匀即可。

大厨支招

芦笋焯熟再炒用油少

芦笋焯熟后再炒可减少用油量，避免了脂肪的过多摄入，有利于高血压患者控制血压。

百合炒芦笋

材料： 芦笋500克，鲜百合150克。

调料： 盐、白糖、鸡精、植物油各适量。

做法：

1 芦笋洗净，切段，焯熟；百合冲洗干净，待用。

2 炒锅置火上，倒入植物油烧热，下入鲜百合和芦笋段，大火翻炒几下，调入盐、鸡精、白糖及适量清水翻炒至熟即可。

3 放入芦笋段翻炒均匀，加适量清水烧至芦笋段熟透，用盐和鸡精调味，水淀粉勾芡即可。

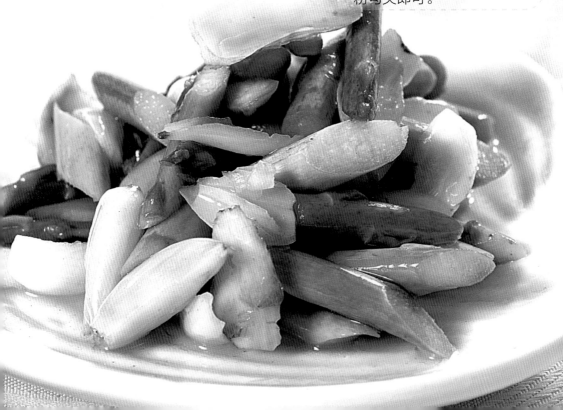

大厨支招

起锅前再撒盐

烹饪起锅前将盐撒在食物上，这时盐附着于食物表面，既能感觉到明显的盐味，又不至于过量。

鲜虾芦笋

材料： 芦笋 250 克，鲜海虾 100 克。

调料： 葱花、姜末、盐、料酒、淀粉、植物油各适量。

做法：

1 芦笋去老皮，洗净，切段；鲜海虾去虾须，剪开虾背，挑出虾线，洗净，用料酒、淀粉腌渍 10 分钟。

2 锅置火上，倒入植物油烧至七成热，放葱花、姜末炒香，放入鲜海虾、芦笋翻炒至熟，加盐调味即可。

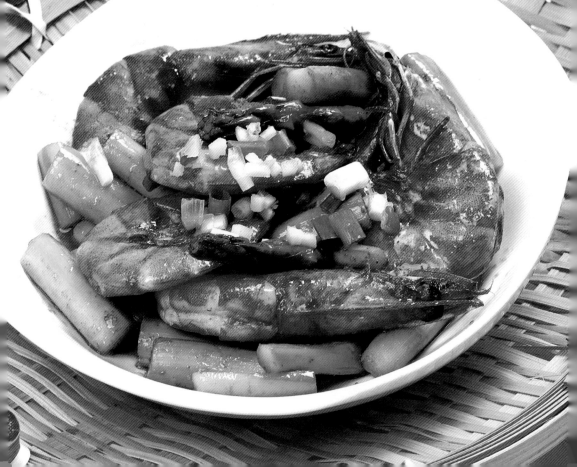

莴笋

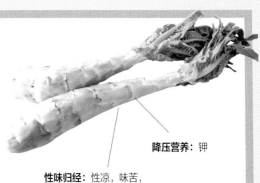

有利于维持血压稳定

降压营养：钾

性味归经：性凉，味苦，
归肠、胃经

最佳食用时间 三餐均可
推荐摄入量 60克

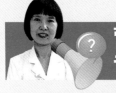

营养专家 ? 吃对打赢降压战

! 百分百推荐理由

莴笋可维持血压稳定

莴笋中含钾丰富而钠含量低，有利于体内水盐的平衡，维持血压稳定，对高血压患者十分有益。

莴笋可降低血脂

莴笋中含有的膳食纤维，可促进肠胃蠕动，防止便秘，还可促使胆固醇转化为胆酸，降低血脂。

怎么搭最好

☑ 莴笋 + 牛肉

莴笋尤其是莴笋叶含大量叶绿素，具有促进人体造血的功能，与含B族维生素的牛肉合用，具有调养气血的作用。

每100克可食用部分基本营养素

营养成分	含量
热量	59 千焦
蛋白质	1.0 克
脂肪	0.1 克
碳水化合物	2.8 克
钠	36.5 毫克
钾	212 毫克

宜吃？忌吃？马上告诉你

☑ 莴笋中含有一种芳香烃羟化脂，能分解食物中的致癌物亚硝胺，防止癌细胞的形成；莴笋的乳状浆液，可增强胃液、消化腺和胆汁的分泌，增进食欲。

❌ 莴笋性凉，产后女性须慎食。

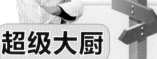

高血压吃货的逆袭

大厨支招

烹饪莴笋少放盐

莴笋中钾含量远远超过钠的含量，因此在烹饪莴笋时少放盐、鸡精才能保持其优势，这样有利于高血压患者控制血压。

木耳炒莴笋条

材料： 干木耳 10 克，莴笋 250 克。

调料： 葱花 5 克，盐 2 克。

做法：

1 干木耳用清水泡发，洗净，去蒂，撕成小朵；莴笋去叶留茎，削去硬皮，洗净，切条。

2 炒锅置火上，倒入植物油烧至七成热，炒香葱花，放入木耳和莴笋条，加适量清水大火翻炒 3~5 分钟，加盐调味即可。

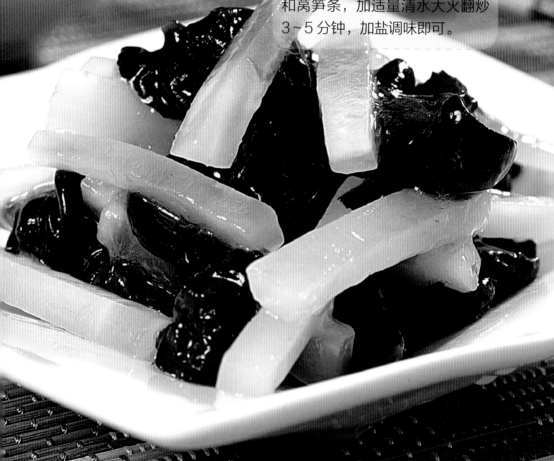

大厨支招

凉拌莴笋可少油少盐

凉拌的方式避免了用油，可减少脂肪摄入；调味时盐不宜放得过多，以免掩盖莴笋的清香和海蜇的鲜味。而且，高血压患者本身应该少食盐。

海蜇拌莴笋

材料： 海蜇皮、莴笋各150克。

调料： 醋10克，盐、香油各2克，鸡精1克。

做法：

1 海蜇皮用清水浸泡去盐分，洗净，切丝；莴笋去皮和叶，洗净，切丝，入沸水中焯透，捞出，沥干水分，凉凉。

2 取盘，放入莴笋丝和海蜇丝，用盐、鸡精、醋和香油调味即可。

大厨支招

焯烫莴笋时间不宜过长

焯莴笋时间不宜过长，否则会使莴笋绵软，失去清脆口感，还会造成营养成分流失。

三丝莴笋

材料： 莴笋 150 克，胡萝卜 1 根，青椒 1 个，粉丝 10 克。

调料： 盐、香油各 2 克。

做法：

1. 莴笋、胡萝卜去皮，洗净，切丝；青椒去蒂除子，切成丝；粉丝用温水泡软，切成段。

2. 将莴笋丝、胡萝卜丝、青椒丝、粉丝分别加入沸水焯透，捞出凉凉。

3. 将莴笋丝、胡萝卜丝、青椒丝和粉丝段放入盘中，加盐、香油拌匀即可。

红薯

保护血管，稳定血压

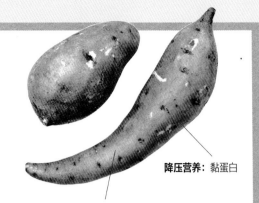

降压营养： 黏蛋白

最佳食用时间 三餐均可
推荐摄入量 100~150克

性味归经： 性平，味甘，归脾、胃、大肠经

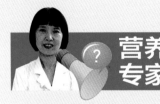

营养专家 吃对打赢降压战

❗百分百推荐理由

红薯可维持血管弹性，稳定血压

红薯中富含的膳食纤维，可以帮助排除血液中多余的胆固醇，维持血管弹性，稳定血压。此外，红薯中所含的维生素 C 被淀粉包裹，加热后较其他食物能够留存住较多维生素 C，加强了保护血管、抗氧化的功效。

红薯可防止动脉粥样硬化的发生

红薯中的膳食纤维可以促进肠胃蠕动，延长食物在肠内的停留时间，降低葡萄糖的吸收速度，使餐后血糖不会急剧上升。此外，红薯所含黏液蛋白能保持血管壁的弹性，防止动脉粥样硬化的发生。

每 100 克可食用部分基本营养素	
营养成分	含量
热量	414 千焦
蛋白质	1.1 克
脂肪	0.2 克
碳水化合物	24.7 克
钠	28.5 毫克
钾	130 毫克

🥄 怎么搭最好

✅ 红薯 🍠 + 大米 ⚪

红薯和大米同食，可以减轻食用红薯后出现的胀气或排气等症状。

🍲 宜吃？忌吃？马上告诉你

❌ 红薯一次不宜食用过多，否则会发生烧心、吐酸水、肚胀排气等不适症状。

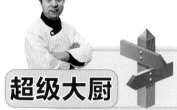

超级大厨 > 高血压吃货的逆袭

大厨支招

红薯浸泡后再烹饪食用

将少量明矾和食盐放入清水中，把切开的生红薯泡十几分钟，洗净后蒸煮，可防止或减轻高血压患者食后腹胀。

醋炒红薯丝

材料： 红薯 400 克。

调料： 醋 10 克，葱花、白糖各 5 克。

做法：

1　将红薯洗净，去皮，切丝。

2　锅内倒植物油烧热，炒香葱花，放入红薯丝翻炒至熟，加白糖、醋调味即可。

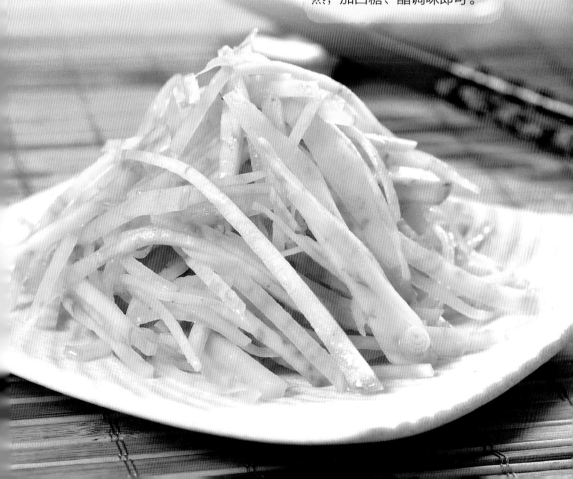

大厨支招

红薯晾干吃避免肥胖

红薯蒸熟后凉凉后再切，不容易被切散，有利于保留其膳食纤维。食用红薯干可使皮下脂肪减少，避免出现过度肥胖，对高血压合并肥胖症患者有益。

自制红薯干

材料： 红薯 500 克。

做法：

红薯洗净，蒸熟，取出，凉凉，去皮，切片，摆放在干净的蒸帘上，放在室内通风且隔着玻璃能晒到阳光的地方，晾晒至干即可。

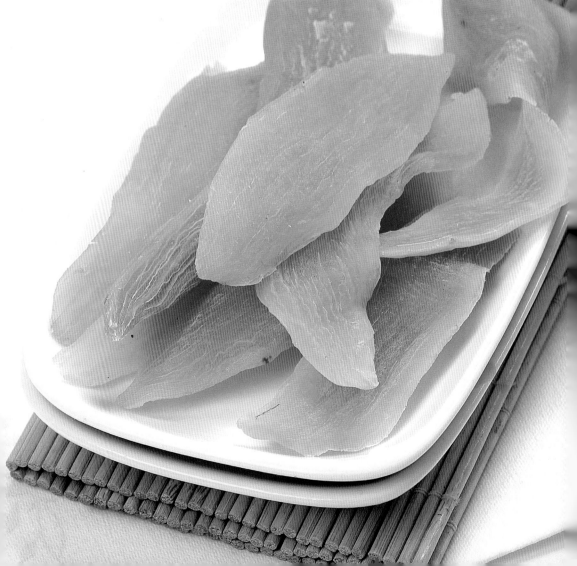

大厨支招

红薯未熟不利消化

红薯一定要熟透再吃，否则红薯中的淀粉颗粒没有完全被高温破坏，不利于高血压患者消化，而且红薯中的气化酶不经高温破坏，人食用后会产生不适感。

烤红薯

材料： 红薯 2 个（每个约 150 克）。

做法：

红薯洗净，沥干水分，用食品专用锡纸包好，放入烤盘中，送入微波炉，用中火烘烤 4 分钟，翻面再用中火烘烤 4 分钟，取出食用即可。

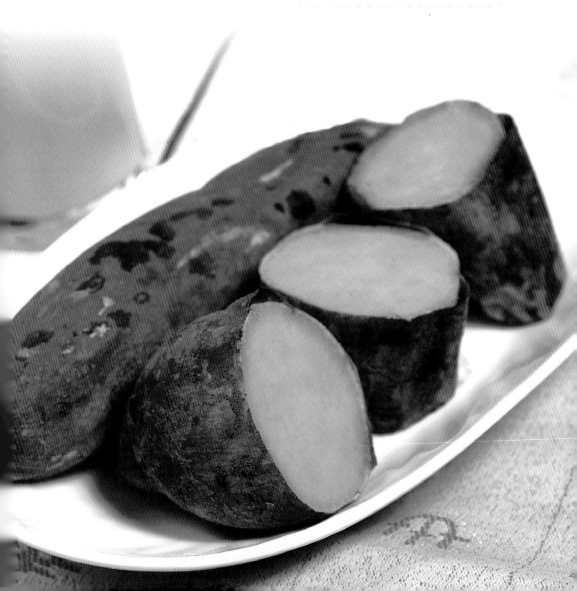

山药

阻止血脂在血管壁的沉淀

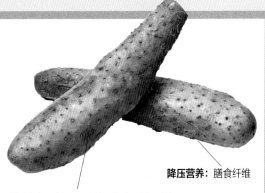

最佳食用时间 三餐均可
推荐摄入量 85克

降压营养：膳食纤维

性味归经：性平，味甘，归脾、肺、肾经

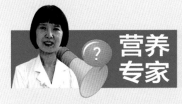

营养专家 吃对打赢降压战

百分百推荐理由

山药可调整糖类和脂类代谢

山药中含有的膳食纤维，具有调整糖类和脂类代谢的作用，能结合胆酸，避免其合成为胆固醇沉积在血管壁上。

山药有降低血糖的作用

山药中的黏液蛋白，能使糖类缓慢吸收，同时避免胰岛素分泌过剩，有延缓血糖升高的作用。此外还能有效阻止血脂在血管壁的沉淀，预防心血管疾病。

怎么搭最好

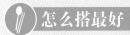 山药 ＋ 排骨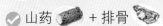

二者搭配，能为人体提供丰富的营养，增强身体的免疫力和抗病能力。

每 100 克可食用部分基本营养素	
营养成分	含量
热量	234 千焦
蛋白质	1.9 克
脂肪	0.2 克
碳水化合物	12.4 克
钠	18.6 毫克
钾	213 毫克

宜吃？忌吃？马上告诉你

✅ 山药含有淀粉酶、多酚氧化酶等物质，有利于脾胃消化吸收，是一味平补脾胃的药食两用之品。不论脾阳亏或胃阴虚，皆可食用。临床上常用于治疗脾胃虚弱、食少体倦、泄泻等病症。

❌ 山药有收涩的作用，故大便燥结者不宜食用。

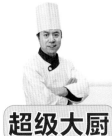

高血压吃货的逆袭

大厨支招

山药搭配百合润肺、降压

山药有滋润作用，能改善久咳、痰嗽或肺虚症状。搭配能润肺止咳、养阴清热的百合做成汤，高血压患者食用可滋养肺部，促进钠的排出，降低血压。

百合山药枸杞汤

材料： 山药 150 克，干百合 15 克，枸杞子 10 克。

调料： 冰糖适量。

做法：

1 山药去皮洗净，切小块；干百合、枸杞子分别用清水洗净，泡发。

2 锅置火上，倒入适量清水，大火煮沸，放入山药块、百合，改小火煮至山药块熟烂，加入枸杞子用小火煮约 5 分钟，加冰糖煮至化开即可。

大厨支招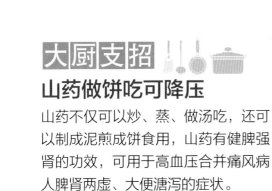

山药做饼吃可降压

山药不仅可以炒、蒸、做汤吃，还可以制成泥煎成饼食用，山药有健脾强肾的功效，可用于高血压合并痛风病人脾肾两虚、大便溏泻的症状。

山药饼

材料： 山药泥500克，面粉150克。

调料： 盐3克。

做法：

山药泥加面粉、盐搅匀。

电饼铛预热后倒油，倒山药泥，盖好电饼铛盖子，按"煎饼"菜单，煎至两面熟透，切小块即可。

大厨支招

山药焯水打汁有利肾脏

山药焯水后做成汁，可健脾补虚、强精固。肾脏虚弱而容易水肿的人可增加黄瓜的分量，因为黄瓜含钾，可帮助体内盐分代谢，减轻肾脏负担。此款蔬果汁对高血压合并肾脏功能减退有良好功效。

山药黄瓜汁

材料：山药 100 克，黄瓜 50 克，柠檬 30 克。

调料：蜂蜜适量。

做法：

1 山药洗净，去皮，切碎，焯水；黄瓜洗净，切小块；柠檬去皮、子。

2 将上述食材倒入全自动豆浆机中，加入少量凉饮用水，按下"果蔬汁"键，搅打均匀后倒入杯中，加入蜂蜜调味即可。

土豆

保钾排钠，防止血压升高

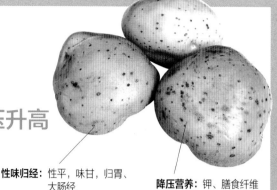

最佳食用时间 三餐均可
推荐摄入量 100克

性味归经： 性平，味甘，归胃、大肠经

降压营养： 钾、膳食纤维

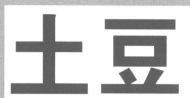

营养专家 ？ 吃对打赢降压战

百分百推荐理由

土豆可排除体内多余的钠

土豆富含的钾能帮助高血压患者排出体内多余的钠，防止血压升高，降低中风的发病率。另外，土豆含有的膳食纤维能宽肠通便，预防便秘，防止便秘所引发的血压升高。

土豆可降低高血压患者发生中风和心肌梗死的风险

常吃土豆可减少脂肪摄入，起到减肥的作用。土豆中的黏液蛋白，可保持血管的弹性，降低高血压患者发生中风和心肌梗死的风险。

怎么搭最好

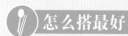

土豆 + 牛肉

土豆和牛肉搭配食用，可促进食

每 100 克可食用部分基本营养素	
营养成分	含量
热量	318 千焦
蛋白质	2 克
脂肪	0.2 克
碳水化合物	17.2 克
钠	2.7 毫克
钾	342 毫克

欲，而且牛肉属于酸性食物，土豆属于碱性食物，酸碱食物搭配食用，可使人体保持酸碱平衡。

宜吃？忌吃？马上告诉你

✅ 土豆含有大量膳食纤维，能宽肠通便，防止便秘，预防肠道疾病的发生，还能增加饱腹感，有助于减肥，适合便秘和肥胖者食用。

❌ 肾炎高钾患者避免食用过量。

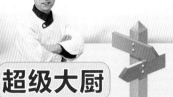

超级大厨　高血压吃货的逆袭

大厨支招

土豆不宜浸泡太久

土豆切好后不直放在水中浸泡太久，否则会使其含有的维生素 C 和钾大量流失，大大降低其良好的降压功效。

醋熘土豆丝

材料： 土豆 500 克。

调料： 醋 15 克，葱段 10 克，盐 3 克，花椒、十红辣椒各少许。

做法：

1 土豆洗净去皮，切细丝，放入凉水中浸泡 10 分钟，沥干水分。

2 锅内放油烧热，放入花椒炸至表面开始变黑，捞出，放入干红辣椒，随后立即将沥干水的土豆丝倒进去，翻炒几下，放入醋、盐，土豆丝将熟时加入葱，拌匀即可。

大厨支招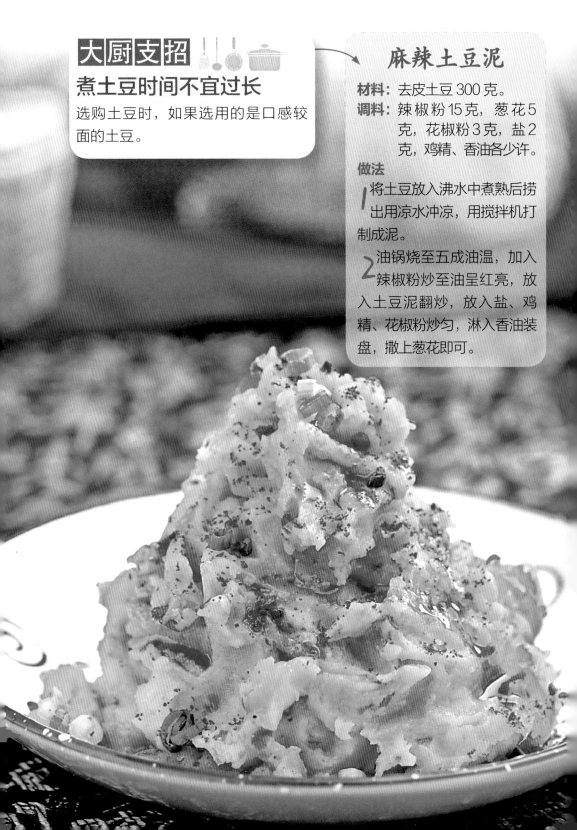

煮土豆时间不宜过长

选购土豆时，如果选用的是口感较面的土豆。

麻辣土豆泥

材料： 去皮土豆300克。

调料： 辣椒粉15克，葱花5克，花椒粉3克，盐2克，鸡精、香油各少许。

做法

1 将土豆放入沸水中煮熟后捞出用凉水冲凉，用搅拌机打制成泥。

2 油锅烧至五成油温，加入辣椒粉炒至油呈红亮，放入土豆泥翻炒，放入盐、鸡精、花椒粉炒匀，淋入香油装盘，撒上葱花即可。

大厨支招

最好剩下底部的汤

在做汤时，油和盐都融入了汤中，盛在碗中后油和盐容易沉在底部，最好剩下底部的汤不要喝，这样可以很有效地控制油和盐的摄入，防止血压升高。

番茄土豆汤

材料： 土豆、番茄各 150 克。

调料： 葱花 5 克，盐 3 克，鸡精 2 克，植物油适量。

做法：

1 土豆去皮，洗净，切块；番茄洗净，去蒂，切块。

2 锅置火上，倒入适量植物油，待油温烧至七成热，放葱花炒出香味，放入土豆块翻炒均匀，加适量清水煮至土豆块八成熟。

3 倒入番茄块煮熟，用盐和鸡精调味即可。

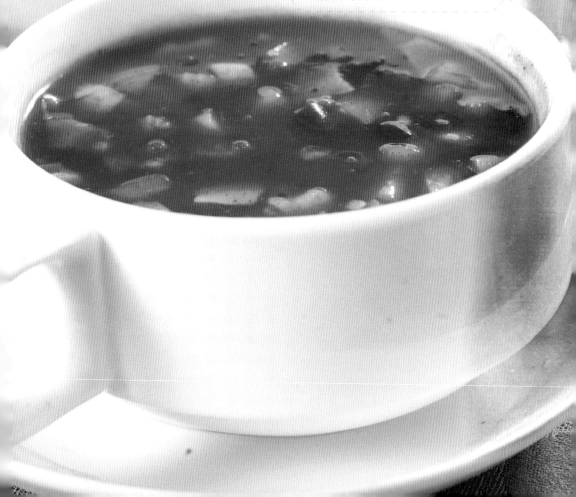

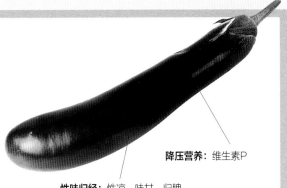

茄子

减轻钠对血压的不利影响

最佳食用时间 三餐均可
推荐摄入量 100克

降压营养：维生素P

性味归经： 性凉，味甘，归脾、胃、大肠经

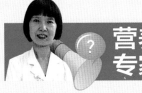

吃对打赢降压战

百分百推荐理由

茄子可促进钠的排出，降低血压

茄子中的膳食纤维，可避免胆固醇沉积在血管壁，同时还能促进钠的排出，降低血压。其所含有的钙，能减轻钠对血压的不利影响。

茄子可增强毛细血管的弹性

茄子含丰富的维生素P，能增强人体细胞间的黏着力，增强毛细血管的弹性，降低毛细血管的脆性及渗透性，使心血管保持正常的功能。

怎么搭最好

 茄子 ＋ 苦瓜

茄子和苦瓜一起吃，会解除疲劳，清心明目，益气壮阳，延缓衰老，也是心血管病人的理想菜蔬。

每100克可食用部分基本营养素

营养成分	含量
热量	88 千焦
蛋白质	1.1 克
脂肪	0.2 克
碳水化合物	4.9 克
钠	5.4 毫克
钾	142 毫克

宜吃？忌吃？马上告诉你

✓ 茄子有防止出血和抗衰老功能，常吃茄子，可使血液中胆固醇水平不致增高，对延缓人体衰老具有积极的意义，老年人可多加食用。

✗ 脾胃虚寒、便溏者不宜多食。

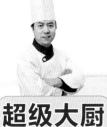

 高血压吃货的逆袭

超级大厨

大厨支招

茄子蒸吃清淡少油

食用茄子最好避开油炸的方式，以免维生素 P 的大量流失，茄子蒸吃最好，再加上同样具有降压作用的大蒜，可有效降低血压。

蒜泥茄子

材料： 圆茄子 300 克，大蒜 35 克。

调料： 盐 4 克，味精 2 克，醋 8 克，香油适量。

做法：

1. 圆茄子洗净，切厚片；大蒜去皮，切末。

2. 将茄子片蒸 20 分钟，取出，凉凉。

3. 将蒜末放茄子上，加盐、味精、醋调匀，滴上香油即可。

大厨支招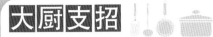

鸡精不宜早放

在烹饪过程中，鸡精不宜早放，因为鸡精在长时间高温的环境下会产生毒素，对高血压患者会产生不利影响。

茄子粥

材料： 大米100克，茄子200克。
调料： 鸡精适量。
做法：

1 将茄子洗净，去蒂，切小块；大米淘洗干净。

2 锅置火上，放清水、大米与茄子块一起入锅，先用大火煮沸，再改用小火焖煮至大米熟烂，加鸡精调味即可。

大厨支招

紫茄子不宜去皮

紫茄子的皮中含有丰富的维生素 E 和维生素 P，因此，食用时不宜去皮，可发挥其稳定血压的功效。

◀ 清蒸茄子

材料： 紫茄子 500 克。

调料： 生抽、盐、白糖、鸡精、香油各适量。

做法：

1. 紫茄子洗净，去根部，切成 2 段，装入盘中。

2. 放在蒸锅里，蒸 15~20 分钟至熟。

3. 将蒸熟的茄子取出，倒掉多余的汤汁，用筷子戳散或者用手撕成细条，加入生抽、盐、白糖、鸡精和香油拌匀即可。

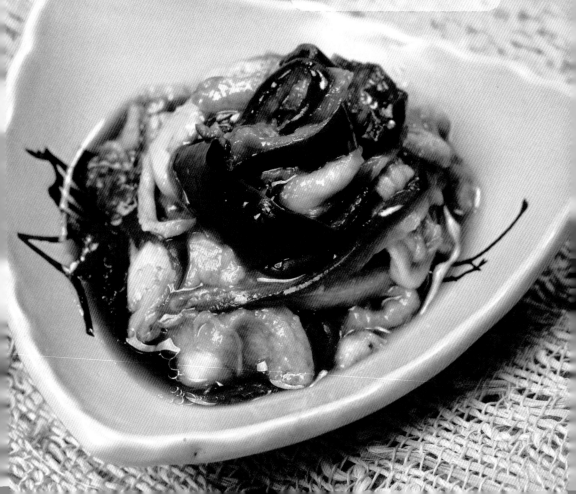

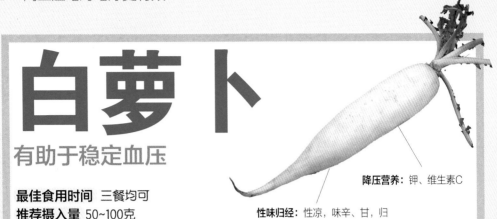

白萝卜

有助于稳定血压

最佳食用时间 三餐均可
推荐摄入量 50~100克

降压营养： 钾、维生素C

性味归经： 性凉，味辛、甘，归肺、脾经

营养专家 ? **吃对打赢降压战**

！ 百分百推荐理由

白萝卜有助于减少降压药的用量

白萝卜中含有丰富的维生素C，具有扩张血管的作用，从而有助于降低血压。其所含的钾，对血管的损伤有防护作用，有助于对抗钠的升血压作用。

白萝卜可防治冠心病

白萝卜中的淀粉酶、氧化酶可以分解食物中的脂肪和淀粉，促进脂肪的代谢，能降低血胆固醇，防治冠心病。

🥄 怎么搭最好

✅ 白萝卜 + 肉

吃肉易生痰，易上火。在吃肉的时候搭配一点白萝卜，或者做一些以

每 100 克可食用部分基本营养素	
营养成分	含量
热量	88 千焦
蛋白质	0.9 克
脂肪	0.1 克
碳水化合物	5.0 克
钠	61.8 毫克
钾	173 毫克

白萝卜为配料的菜，不但不会上火，还会起到很好的营养滋补作用。

🍲 宜吃？忌吃？马上告诉你

✅ 白萝卜皮中含有较多的萝卜素，这是一种含硫化合物，对降血脂、稳定血压有好处，建议白萝卜连皮一起吃。

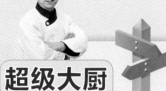

超级大厨 高血压吃货的逆袭

大厨支招

适当加醋利于营养吸收

做萝卜排骨煲时，可加入少许醋。因为醋可使骨中的钙、磷易于溶解在汤中，容易被高血压患者吸收。

萝卜排骨煲

材料： 白萝卜200克，排骨250克。

调料： 料酒10克，葱花5克，盐3克，胡椒粉、香菜末各少许。

做法：

1. 白萝卜洗净，去皮切块；排骨洗净，切段；两者分别放入沸水中焯透，沥干水。

2. 煲内放入排骨，加适量清水大火煮沸后，转小火继续焖煮45分钟，加入萝卜块再煮约30分钟，加盐、料酒、胡椒粉调味，撒上葱花和香菜末即可。

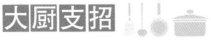

大厨支招

调料丰富少放盐

在做白萝卜羊肉蒸饺馅时，加入了酱油、花椒水、葱花、胡椒粉等调料，所以可以少放些盐，避免钠的过量摄入，这样饺子馅也清淡美味，利于高血压患者控制血压。

白萝卜羊肉蒸饺

材料： 面粉 350 克，羊肉 200 克，白萝卜 100 克。

调料： 酱油、花椒水各 10 克，葱末 5 克，盐 3 克，胡椒粉、香油各少许。

做法：

1. 面粉放入容器中，加温水搅拌均匀，揉成光滑的面团，饧发 30 分钟；白萝卜洗净，擦成丝，切碎。

2. 羊肉洗净，剁成末，加酱油、花椒水、盐、胡椒粉，朝一个方向搅打上劲，放入白萝卜碎、葱末、香油拌匀，制成饺子馅。

3. 饧发好的面团搓条，揪成大小均匀的面剂子，擀成饺子皮，包入饺子馅，做成蒸饺生坯，送入烧沸的蒸锅大火蒸熟即可。

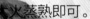

大厨支招

炝拌菜可减少脂肪摄入

将白萝卜洗净切条，淋上调料汁就是一道既爽口又营养的菜肴，避免了用油煎、炸、炒等方式，可减少脂肪的摄入。

炝白萝卜条

材料： 白萝卜 250 克。

调料： 花椒粒、盐、植物油各适量。

做法：

1 白萝卜去根须，洗净，切条，装盘，放入盐调味。

2 炒锅置火上，倒入适量植物油，待油烧至七成热，放入花椒粒炒香，关火，淋在白萝卜条上拌匀即可。

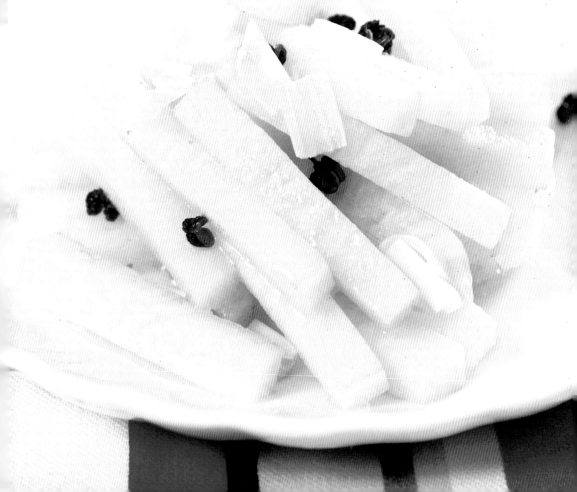

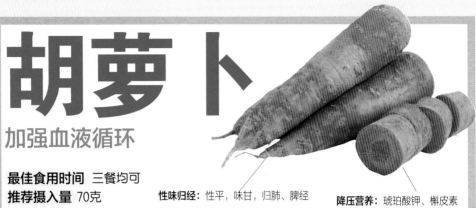

胡萝卜
加强血液循环

最佳食用时间 三餐均可
推荐摄入量 70克

性味归经： 性平，味甘，归肺、脾经

降压营养： 琥珀酸钾、槲皮素

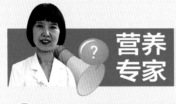

营养专家 吃对打赢降压战

百分百推荐理由

胡萝卜可加强血液循环

胡萝卜中含有的琥珀酸钾，具有降血压的功效，其所含的槲皮素可促进冠状动脉的血流量，加强血液循环，具有将滞留于细胞中多余的水分排出的功效，有益于心肺功能弱、容易出现下半身水肿的患者。

胡萝卜可加强肠道的蠕动，防治便秘

胡萝卜所含的槲皮素、山标酚能降低血脂，促进肾上腺素的合成，还有降压、强心作用。胡萝卜含有植物纤维，吸水性强，在肠道中体积容易膨胀，是肠道中的"充盈物质"，可加强肠道的蠕动，防治便秘。

每100克可食用部分基本营养素

营养成分	含量
热量	155千焦
蛋白质	1.0克
脂肪	0.2克
碳水化合物	8.8克
钠	71.4毫克
钾	190毫克

怎么搭最好

✅ 胡萝卜 ＋ 肉

胡萝卜中的胡萝卜素是脂溶性物质，应用油炒熟或者与肉类一起炖煮，以利胡萝卜素的吸收。

宜吃？忌吃？马上告诉你

✅ 胡萝卜最好带皮吃，因为胡萝卜素主要存在于胡萝卜皮中。

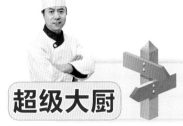

超级大厨 ▶ 高血压吃货的逆袭

大厨支招

胡萝卜加肉营养好

胡萝卜含有胡萝卜素，胡萝卜素属于脂溶性物质，即可溶解在脂肪里，因此胡萝卜最好熟吃，用食用油烹饪，或加入肉类一起烹饪，以利于其吸收利用。

田园蔬菜养生汤

材料: 瘦肉、南瓜、青苹果、胡萝卜、西红柿各 50 克，玉米 100 克。

调料: 生姜、八角、料酒各适量，盐 2 克。

做法:

1. 水烧开后放入瘦肉、生姜、八角、料酒汆出血水，捞出肉块洗净备用。

2. 南瓜、玉米、青苹果、胡萝卜、西红柿分别洗净，切成块。

3. 将所有材料放入砂锅，加入适量清水，大火烧开，小火慢煲 2 个小时，然后放入西红柿块，撒少许盐继续煲 20 分钟左右即可。

大厨支招

蒸菜有利于控制血压

蒸菜是高血压患者的良好选择，不仅有利于保持食物的营养，而且可以减少加盐的机会和食物中盐的含量。胡萝卜切成丝蒸吃有利于高血压患者控制血压。

粉蒸胡萝卜丝

材料： 胡萝卜200克，玉米面100克，鸡蛋1个。盐、味精、葱末、蒜末、香菜段、干辣椒段、油各适量。

1. 胡萝卜去皮，切成细丝；鸡蛋取蛋清，放到胡萝卜丝里；将玉米面拌入胡萝卜丝中，使每根胡萝卜丝表面均匀地沾一层玉米面，再加入盐、味精拌匀，放入盘子中。

2. 放胡萝卜丝的盘子加盖保鲜膜，放入蒸锅中火蒸10分钟取出。

3. 在蒸好的粉蒸胡萝丝上依次放入香菜段、葱末、蒜末、干辣椒段，用烧热的油浇在干辣椒段上拌匀即可。

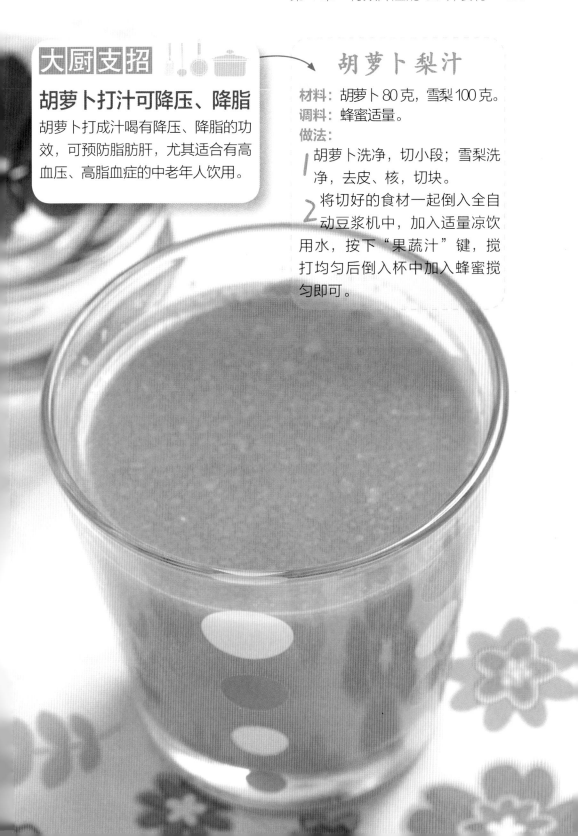

大厨支招

胡萝卜打汁可降压、降脂

胡萝卜打成汁喝有降压、降脂的功效，可预防脂肪肝，尤其适合有高血压、高脂血症的中老年人饮用。

胡萝卜梨汁

材料： 胡萝卜 80 克，雪梨 100 克。

调料： 蜂蜜适量。

做法：

1. 胡萝卜洗净，切小段；雪梨洗净，去皮、核，切块。

2. 将切好的食材一起倒入全自动豆浆机中，加入适量凉饮用水，按下"果蔬汁"键，搅打均匀后倒入杯中加入蜂蜜搅匀即可。

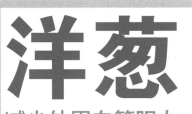

洋葱

减少外周血管阻力

最佳食用时间 三餐均可
推荐摄入量 50克

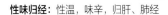

性味归经： 性温，味辛，归肝、肺经　　　**降压营养：** 前列腺素A

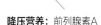

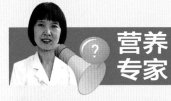

营养专家 吃对打赢降压战

❗ 百分百推荐理由

洋葱可减少外周血管阻力

洋葱含有的前列腺素 A 是较强的血管扩张剂，能减少外周血管阻力，降低血液黏稠度，还能抑制儿茶酚等升压物质的作用，从而使血压下降。

洋葱可防治高血压并发糖尿病、血脂异常症

洋葱含有降糖成分，所含挥发油可降低胆固醇，可防治高血压并发糖尿病、血脂异常症。

🥄 怎么搭最好

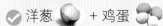

✔ 洋葱 🧅 + 鸡蛋 🥚

洋葱富含维生素 C，但易被氧化；鸡蛋中的维生素 E 可以有效防止维生素 C 的氧化。二者同食，可以提高人体对维生素 C 和维生素 E 的吸收率。

每 100 克可食用部分基本营养素	
营养成分	含量
热量	163 千焦
蛋白质	1.1 克
脂肪	0.2 克
碳水化合物	9.0 克
钠	4.4 毫克
钾	147 毫克

🍲 宜吃？ 忌吃？ 马上告诉你

❌ 洋葱内含有大量的膳食纤维和挥发油物质，食用后易使人胀气，摄入要适量，腹胃胀气患者应忌吃洋葱。

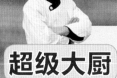

超级大厨　高血压吃货的逆袭

大厨支招

洋葱不宜长时间烹饪

烹调洋葱时不宜加热过久，以免影响味道、口感及营养，以嫩脆且有一些微辣为佳。

材料：洋葱1个，鸡蛋2个。
调料：盐3克，白糖5克，五香粉少许。

做法：

1　洋葱去老皮和蒂，洗净，切丝；鸡蛋磕开，打散，搅匀。

2　炒锅置火上，倒油烧热，倒入鸡蛋液炒成块，盛出。

3　锅底留油，烧热，放入洋葱丝炒熟，倒入鸡蛋块翻匀，调入盐、白糖、五香粉即可。

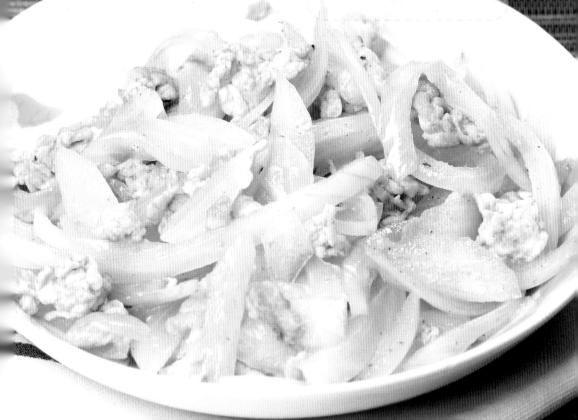

大厨支招

洋葱不宜多吃

高血压患者在食用洋葱时不宜一次吃得过多，以 50 克为宜，不然会出现腹胀、排气过多等不适感。

奶油南瓜洋葱汤

材料： 南瓜 200 克，洋葱 50 克，西蓝花 50 克。

调料： 奶油 20 克，盐 3 克。

做法：

1. 将南瓜去皮，洗净，切细丁；洋葱去皮，洗净，切细丁；西蓝花洗净，掰小朵，焯水，过凉，待用。

2. 锅置火上，倒入奶油加热，加入洋葱炒香，放入南瓜丁，倒入适量清水，用小火煮至南瓜熟烂，加入盐调味，撒上西蓝花即可。

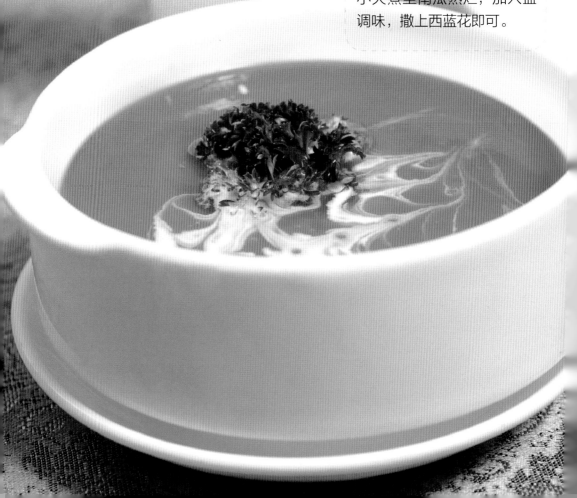

大厨支招

美极洋葱少油又少盐

将洋葱去皮切丝，淋上调味料就是一道既可降压又可降脂的美味菜肴，避免油脂的摄入，放入美极鲜酱油就可少放些盐，既少油又少盐，非常适合高血压患者食用。

美极洋葱

材料： 洋葱 350 克。

调料： 美极鲜酱油、醋各 10 克，盐 2 克，鸡精、香油、香菜叶各少许，鲜汤适量。

做法：

1 洋葱剥去外皮，一切为二，先切成约 0.5 厘米厚的片，再切成丝，盛入盘中。

2 将鲜汤、美极鲜酱油、醋、盐、鸡精、香油倒入碗中调成味汁，浇在洋葱丝上拌匀，放入香菜叶即可。

番茄

使钠离子浓度降低

最佳食用时间 三餐均可
推荐摄入量 100~150克

性味归经： 性微寒，味甘、酸，归肝、脾、胃经

降压营养： 番茄红素、钾、维生素P

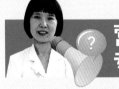 **营养专家** 吃对打赢降压战

！百分百推荐理由

番茄能使钠离子浓度降低

番茄中的番茄红素有利尿作用，使钠离子浓度降低，降低血压。而且番茄是高钾低钠食物，还含有降压的重要物质——维生素P，有利于高血压的防治。

番茄可预防高血压并发心血管疾病

番茄中所含的维生素C、番茄红素能降低血液中低密度脂蛋白胆固醇的含量，可预防和辅助治疗高血压并发心血管疾病。

🥄 怎么搭最好

✅ 番茄  ＋ 鸡蛋

番茄中的维生素C具有抗氧化的作用，能加强维生素E的效果，与含

每 100 克可食用部分基本营养素	
营养成分	含量
热量	79 千焦
蛋白质	0.9 克
脂肪	0.2 克
碳水化合物	4.0 克
钠	5.0 毫克
钾	163 毫克

有维生素E的鸡蛋一起食用，可以护肤、抗衰老、促进血液循环等。

🍲 宜吃？忌吃？马上告诉你

❌ 番茄不宜空腹大量食用，因为番茄含大量胶质、柿胶酚等成分，易与胃酸发生化学反应，引起腹痛、腹胀等症状。

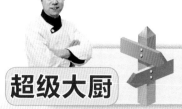

超级大厨　高血压吃货的逆袭

大厨支招

番茄避免长时间加热

番茄中的番茄红素遇光、热和氧气容易分解，因此，烹调时应避免长时间加热，以免降低番茄的降压效果。

番茄炒鸡蛋

材料： 番茄 200 克，鸡蛋 2 个。

调料： 白糖、料酒各 10 克，盐 3 克。

做法：

1. 将番茄洗净，切小块；鸡蛋洗净，将鸡蛋液打入碗中，用筷子顺同一方向搅散，加料酒备用。

2. 锅烧热，倒油烧至约七成热，倒入打散的蛋液，翻炒至蛋液凝固，盛入盘中。

3. 锅烧热，倒少许油，放入番茄块翻炒约 2 分钟，放入鸡蛋，使番茄与鸡蛋混合，再加入白糖、盐，炒匀即可。

大厨支招
番茄熟吃保留番茄红素

番茄中的番茄红素有抗氧化作用，对血管健康有帮助，如果想要使番茄红素发挥出更大的功效，最好吃熟番茄或者把番茄榨汁或捣成泥。

番茄虾仁意大利面

材料： 意大利面条100克，番茄丁、虾仁、黄瓜丁各50克。

调料： 料酒10克，葱花5克，番茄酱20克，盐3克，胡椒粉少许。

做法：

1. 意大利面条放入加了盐的沸水锅中煮熟，捞出，过凉，沥干水分；虾仁挑去虾线，洗净。

2. 锅内倒植物油烧热，爆香葱花，将意大利面条放入翻炒，再加番茄丁、虾仁和黄瓜丁同炒，放入料酒、番茄酱、盐、胡椒粉炒匀即可。

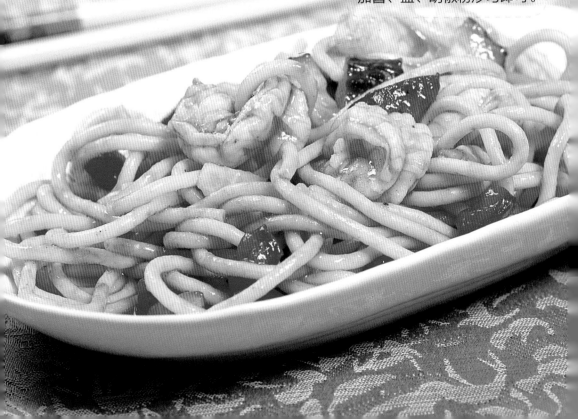

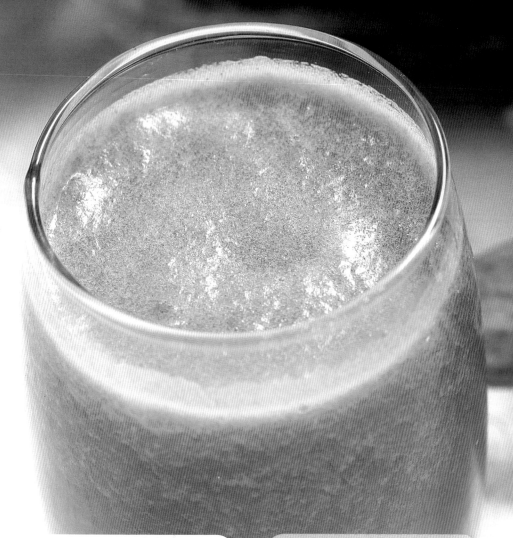

大厨支招

番茄汁预防高血压

番茄打汁食用也可有效发挥其番茄红素的作用，番茄红素具有强抗氧化活性，能够清除自由基、防癌抗癌、延缓衰老、美容润肤，在预防高血压、动脉粥样硬化方面也有一定的效果。

番茄汁

材料： 番茄 300 克。

调料： 蜂蜜适量。

做法：

1. 番茄洗净，切小丁。

2. 将切好的番茄丁放入榨汁机中，加适量饮用水搅打，打好后加入蜂蜜搅拌均匀即可。

黄瓜

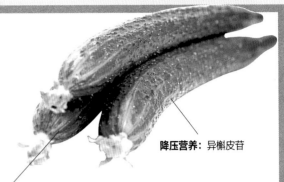

降压营养：异槲皮苷

有较好的利尿作用，辅助降压

最佳食用时间 三餐均可
推荐摄入量 100克

性味归经：性凉，味甘，归脾、胃、大肠经

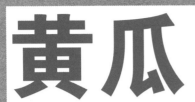

营养专家 吃对打赢降压战

百分百推荐理由

黄瓜可降低含钠量，辅助降低血压

黄瓜皮中所含的异槲皮苷有较好的利尿作用，使血管壁细胞含钠量下降，可起到辅助降血压的功效。

黄瓜可防治糖尿病、血脂异常症

黄瓜含丙醇二酸，可抑制糖类转化为脂肪，对防治高血压并发糖尿病、血脂异常症有一定的积极意义。

怎么搭最好

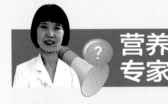

✅ 黄瓜 + 木耳

黄瓜有抑制糖类转变为脂肪的作用，与可排除体内毒素的木耳搭配，具有降脂、减肥、排毒的功效。

每 100 克可食用部分基本营养素	
营养成分	**含量**
热量	63 千焦
蛋白质	0.8 克
脂肪	0.2 克
碳水化合物	2.9 克
钠	4.9 毫克
钾	102 毫克

宜吃？忌吃？马上告诉你

✅ 黄瓜中所含的丙氨酸、精氨酸和谷胺酰胺对肝脏病人，特别是对酒精性肝硬化患者有一定辅助治疗作用。

❌ 脾胃虚弱、腹痛腹泻者应少吃。

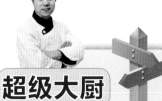

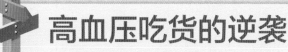

高血压吃货的逆袭

大厨支招

黄瓜根部不要丢弃

烹调黄瓜时不要把黄瓜尾部全部丢掉，因为黄瓜尾部含有较多的苦味素，有抗癌的作用。

金针菇拌黄瓜

材料： 金针菇、黄瓜各 150 克。

调料： 白糖、醋各 10 克，葱丝、蒜末各 5 克，盐 3 克，香油 6 克。

做法：

1 金针菇去根，洗净，入沸水中焯透，捞出，凉凉，沥干水分；黄瓜洗净，去蒂，切丝。

2 取小碗，放入葱丝、蒜末、白糖、醋、盐和香油拌匀，对成调味汁。

3 取盘，放入金针菇和黄瓜丝，淋入调味汁拌匀即可。

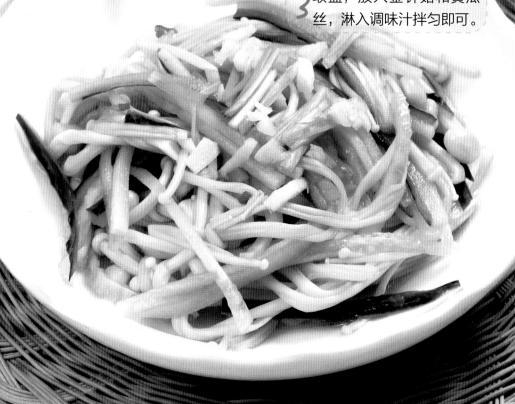

大厨支招

黄瓜少油保持清香

黄瓜有很好的清香味，烹饪时少放油，以免油腻冲淡它的清香。

黄瓜炒肉片

材料： 黄瓜 300 克，猪肉 200 克。

调料： 酱油、水淀粉各 10 克，葱段、姜丝、蒜片各 5 克，盐 3 克。

做法：

1. 猪肉洗净，沥水，切薄片，与酱油、盐和水淀粉拌匀上浆；黄瓜洗净，去蒂，切片待用。

2. 炒锅置火上，倒油烧至六成热，放入葱段、姜丝和蒜片炒香，放入肉片煸熟，加入黄瓜片翻炒数下，再加入盐，翻炒匀即可。

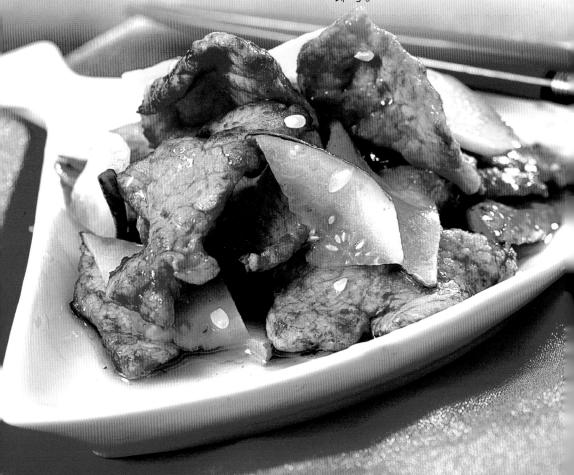

大厨支招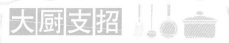

黄瓜榨汁利尿、降压

将黄瓜与西瓜榨汁食用，富含矿物质，可生津止渴、利尿消肿、降低血压。

西瓜黄瓜汁

材料： 西瓜 200 克，黄瓜 150 克。
调料： 蜂蜜适量。
做法：

1. 西瓜去皮，去子，切小块；黄瓜洗净，切小块。

2. 将 1 中的食材倒入榨汁机中，搅打均匀后倒入杯中，加入蜂蜜搅匀即可。

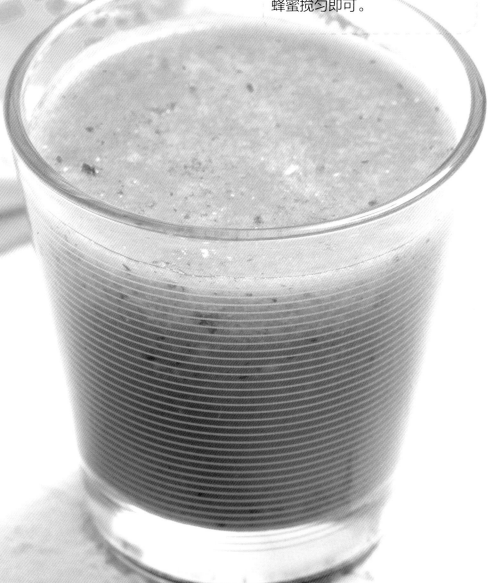

苦瓜

稳定血压

最佳食用时间 三餐均可
推荐摄入量 80克

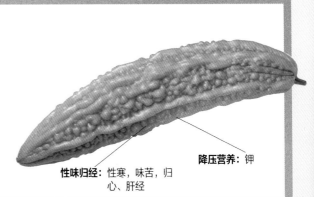

降压营养：钾

性味归经：性寒，味苦，归心、肝经

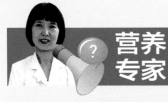

营养专家 ? 吃对打赢降压战

！ 百分百推荐理由

苦瓜可对抗钠升高血压的不利影响

苦瓜中含有丰富的钾，可促进钠从尿液中排泄。钾还可以对抗钠升高血压的不利影响，有助于减少降压药的用量。

苦瓜有明显的降血糖作用

苦瓜中的苦瓜皂苷被称为"植物胰岛素"，有一定的降血糖作用。

怎么搭最好

✅ 苦瓜 ＋ 芹菜

二者搭配，具有凉肝降压的功效，适用于肝阳上亢之高血压患者食用。

每 100 克可食用部分基本营养素	
营养成分	含量
热量	79 千焦
蛋白质	1.0 克
脂肪	0.1 克
碳水化合物	4.9 克
钠	2.5 毫克
钾	256 毫克

宜吃？忌吃？马上告诉你

✅ 苦瓜中的苦瓜皂苷和苦味素能增进食欲，健脾开胃，食欲不佳者可食用；所含的生物碱类物质奎宁，有利尿活血、消炎退热、清心明目的功效，上火可吃苦瓜。

❌ 最好不要空腹食用苦瓜，否则容易损伤脾胃。

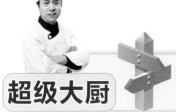

超级大厨 高血压吃货的逆袭

大厨支招

苦瓜一次不宜吃太多

苦瓜性寒，高血压患者在食用苦瓜时，不要一次吃得过多，一般每次吃 80 克左右为宜，否则易引起恶心、呕吐等。

苦瓜炒鸡蛋

材料: 苦瓜 50 克，鸡蛋 1 个（约 60 克）。

调料: 葱花、盐、植物油各适量。

做法:

1 苦瓜洗净，去蒂除子，切成小丁。

2 鸡蛋洗净，磕入碗内，打散，加入苦瓜丁、葱花、盐搅匀。

3 锅置火上，倒入适量植物油，待油烧至六成热，倒入鸡蛋液，炒至呈金黄色即可。

大厨支招

苦瓜焯烫可减淡苦味

如果嫌苦瓜过苦，可将苦瓜放进开水里焯一下，可以减淡苦味。

梅干菜蒸苦瓜

材料： 苦瓜500克，梅干菜200克。

调料： 酱油、冰白糖、料酒各适量。

做法：

1 苦瓜洗净，切片，把中间的苦瓜心去干净，码在盘子里。

2 梅干菜洗净，加入冰白糖。

3 加入酱油和料酒，冷水上锅，水开后蒸5~10分钟即可。

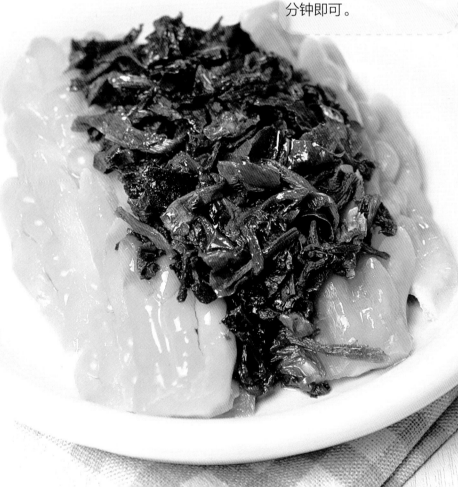

大厨支招

苦瓜搭配肉减轻胰腺负担

如果觉得单纯吃苦瓜太素，加些猪肉泥做成苦瓜酿肉，不仅营养丰富，还对高血压合并糖尿病有很好的功效。

苦瓜酿肉

材料： 苦瓜 300 克，猪肉泥 150 克，鸡蛋 1 个，面粉、冬菇碎、虾碎各 20 克。

调料： 盐、酱油、味精、水淀粉、湿淀粉、蒜末、植物油各适量。

做法：

1 苦瓜洗净，切成 4 厘米段，去瓤，煮熟，沥干；冬菇碎、虾碎加猪肉泥、鸡蛋、面粉、水淀粉、盐、蒜末调成馅，塞入苦瓜段；用湿淀粉封两端，炸黄捞出，竖放在碗里，加酱油蒸熟。

2 将蒸苦瓜的原汁倒入植物油锅烧开，加味精、水淀粉勾芡，将苦瓜翻扣盘中，浇汁即可。

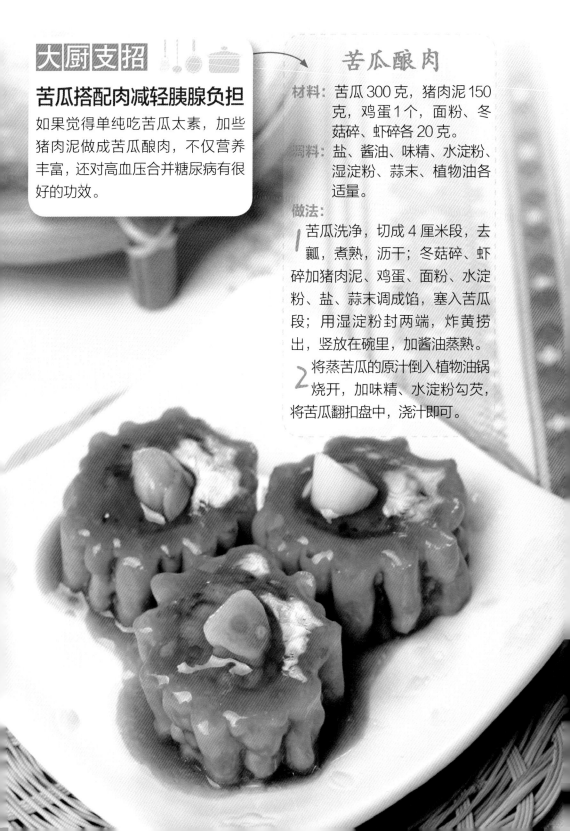

南瓜

适合中老年人和高血压患者

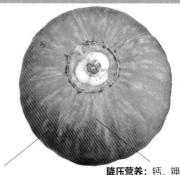

最佳食用时间 三餐均可
推荐摄入量 100克

性味归经： 性温，味甘，归脾、胃经

降压营养： 钙、钾

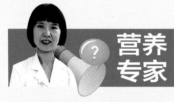

吃对打赢降压战

⚠ 百分百推荐理由

南瓜适合中老年人和高血压患者

　　南瓜含有丰富的钙和钾，钠含量很低，钾能够促进钠从尿液中排泄，对血管的损伤有防护作用，特别适合中老年人和高血压患者，有利于预防骨质疏松和高血压。

南瓜可防治糖尿病

　　南瓜含有丰富的钴，钴能活跃人体的新陈代谢，促进造血功能，并参与人体内维生素 B_{12} 的合成，是人体胰岛细胞所必需的微量元素，对防治糖尿病，降低血糖有一定效果。

🥄 怎么搭最好

✅ 南瓜 + 绿豆 🫘

二者搭配食用可清热解暑、利尿

每 100 克可食用部分基本营养素	
营养成分	含量
热量	92 千焦
蛋白质	0.7 克
脂肪	0.1 克
碳水化合物	5.3 克
钠	0.8 毫克
钾	145 毫克

通淋，适用于夏日中暑烦渴、身热尿赤、心悸、胸闷等症，是夏日糖尿病患者的理想菜品。

🍲 宜吃？忌吃？马上告诉你

　　❌南瓜一次不能吃太多，否则不仅会胃灼热难受，而且会影响脸色，引起胡萝卜素黄皮症。

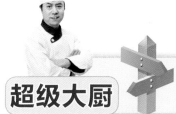

超级大厨 高血压吃货的逆袭

大厨支招

南瓜切大块易有饱腹感

烹调南瓜时宜切大块，这样可延缓血糖升高速度，并容易有饱腹感，可减少进食量，避免发胖。

南瓜炒肉

材料： 南瓜 250 克，猪肉末 45 克。

调料： 姜片、植物油、酱油、盐、葱段各适量。

做法：

1 南瓜洗净，去皮、瓤，切成块。

2 锅置火上，倒入植物油烧热，爆香姜片、葱段，放入猪肉末、酱油及盐略炒，再加入南瓜块，翻炒 2 分钟，加水，以小火焖煮 10 分钟，待南瓜熟软即可。

大厨支招

南瓜煮粥可防治便秘

南瓜搭配小米煮粥食用，滋补又排毒，出现便秘状况的高血压患者可多加食用。

南瓜小米粥

材料： 南瓜、小米各 50 克。

做法：

1. 南瓜去皮除子，洗净，切小块；小米淘洗干净。

2. 锅内加适量清水置火上，放入南瓜块、小米大火烧沸，转小火煮至粥稠即可。

大厨支招

蒸南瓜少放糖

蒸南瓜原有的味道就非常香甜，尽量少放糖，尤其是高血压合并糖尿病患者要特别注意。

红枣蒸南瓜

材料： 老南瓜 150 克，红枣 20 克。

调料： 白糖适量。

做法：

1. 老南瓜削去硬皮，去瓤后，切成厚薄均匀的片；红枣泡发洗净。

2. 南瓜片装入盘中，加入白糖拌均匀，摆上红枣。

3. 蒸锅上火，放入南瓜片和红枣，蒸约 30 分钟，至南瓜熟烂即可。

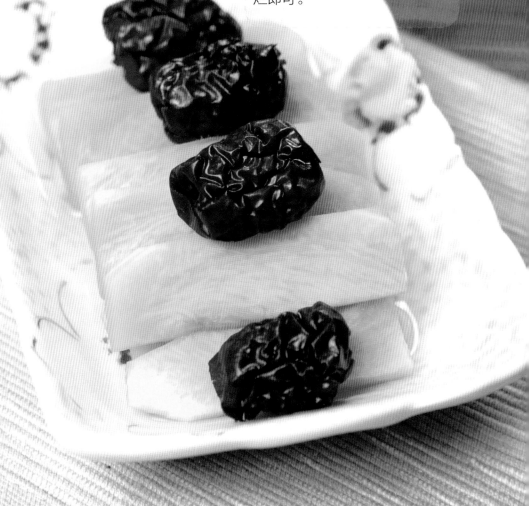

香菇

保护血管健康

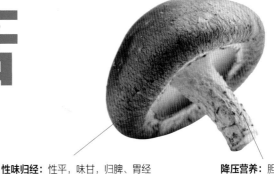

最佳食用时间 三餐均可
推荐摄入量 4~8朵

性味归经： 性平，味甘，归脾、胃经

降压营养： 胆碱

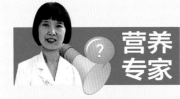 **营养专家** ? ## 吃对打赢降压战

百分百推荐理由

香菇可保护血管健康，降低血压

香菇中含有的胆碱，可分解血液中同型半胱氨酸，保护血管健康，降低血压，此外还具有维护脑部健康，防止记忆力衰退的作用。

香菇具有明显的降血糖功效

香菇中含有嘌呤、胆碱、酪氨酸氧化酶以及某些核酸物质，既能起到降胆固醇及血脂的作用，又可预防动脉硬化、冠心病及糖尿病。

怎么搭最好

 香菇 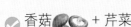 + 芹菜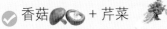

香菇与芹菜搭配食用，具有健脾养胃的功效。

每 100 克可食用部分基本营养素	
营养成分	含量
热量	79 千焦
蛋白质	2.2 克
脂肪	0.3 克
碳水化合物	5.2 克
钠	1.4 毫克
钾	20 毫克

宜吃？忌吃？马上告诉你

香菇菌盖部分含有双链结构的核糖核酸，进入人体后，会产生具有抗癌作用的干扰素；香菇的多糖体能增强细胞免疫功能，且具有明显的抗癌活性。中老年人可多加食用。

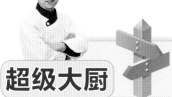

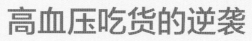

超级大厨　高血压吃货的逆袭

大厨支招

香菇煮粥开胃助食

香菇可煮粥食用，有开胃助食的功效，高血压患者消化不良、食欲不振者时可多加食用。

香菇粥

材料： 水发香菇 25 克，大米 100 克。

调料： 盐、味精各适量。

做法：

水发香菇洗净，切小丁；大米洗净，浸泡 30 分钟。

锅置火上，倒入适量清水煮沸，放入大米用大火煮沸，转小火熬煮至黏稠，加入香菇丁，继续熬煮 3 分钟，撒入盐、味精调味即可。

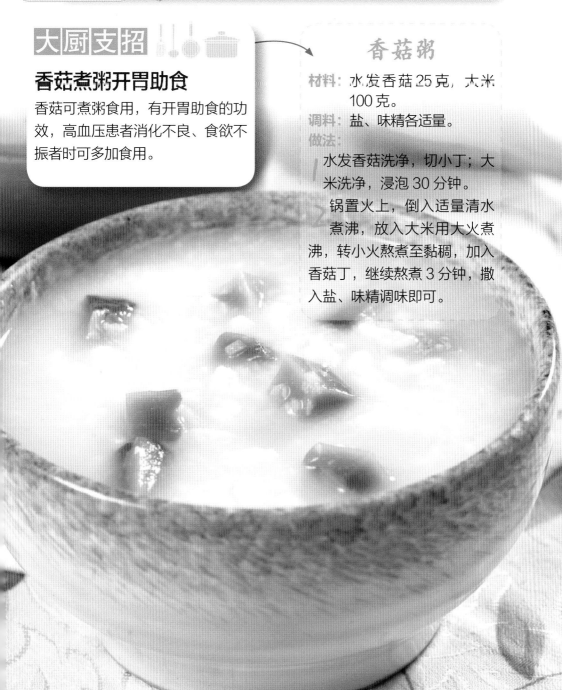

大厨支招
泡发香菇的水一同炒菜

香菇无论是鲜品还是干品都不能用热水浸泡或长时间浸泡，以免营养成分大量流失。泡发香菇的水不要丢弃，很多营养物质都溶在水中了。

香菇烧油菜心

材料： 油菜250克，干香菇15克。

调料： 植物油、盐、味精、料酒、水淀粉各适量。

做法：

1 油菜择去外帮取用菜心，洗净；香菇用清水泡发，洗净，片成斜块；泡香菇的水静置杂质沉淀，留上层清水备用。

2 炒锅置于大火上，放入植物油烧热，下油菜心煸炒，放入香菇和泡发香菇的清水，加入盐、料酒、味精，用水淀粉勾芡，颠翻炒锅装盘即可。

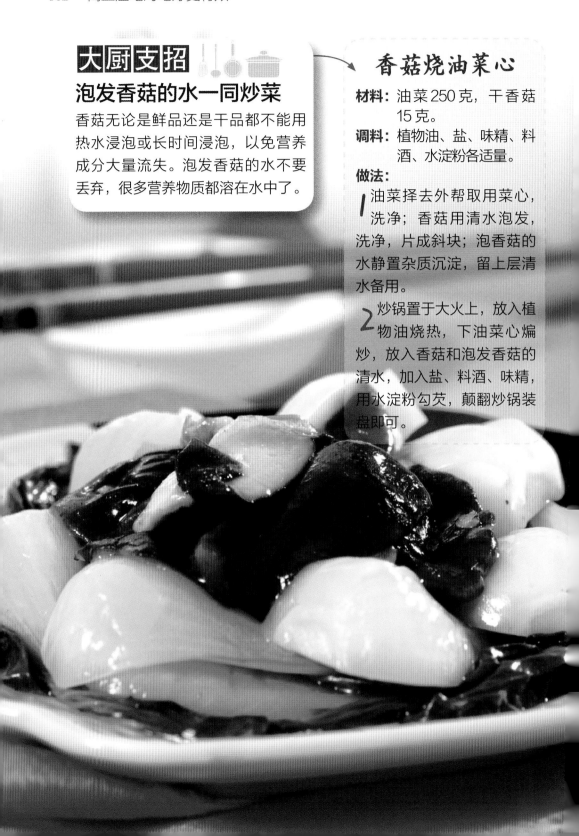

大厨支招

新鲜香菇挤干水分

蒸香菇盒可用水发香菇，也可用
新鲜香菇做，如果用新鲜香菇，
记得在香菇洗净后，挤干水分再
烹饪，以免蒸熟后流出过多水分，
影响营养的吸收。

蒸香菇盒

材料： 水发香菇 250 克，熟火腿
末 25 克，猪瘦肉泥 200
克，鸡蛋 1 个。

调料： 酱油、水淀粉、葱花、香
油、盐、白糖、味精、生
粉各适量。

做法：

1. 猪瘦肉泥加熟火腿末、葱花、
酱油、盐、白糖、味精、生
粉，打鸡蛋，拌成肉馅。

2. 水发香菇洗净，煮沸，捞出
摊平，压平。取其中一半，
菇面向下，洒生粉，每个菇上放
馅心，用余下一半香菇盖起来，
即成香菇盒生坯，整齐地摆在碟
内，放锅中蒸 10 分钟。

3. 锅烧热，加清水、酱油、盐
和味精煮滚，水淀粉勾芡，
淋香油，浇在香菇盒上即可。

金针菇

适合肥胖的高血压患者

最佳食用时间 三餐均可
推荐摄入量 20~30克

性味归经： 性寒，味咸，归
肝、胃、肠经

降压营养： 钾

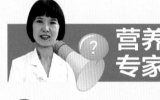 ？ **营养专家** 吃对打赢降压战

百分百推荐理由

金针菇可降低高血压患者发生中风的概率

金针菇含有丰富的钾元素，高血压患者由于服用利尿药物，造成钾的流失量增大，经常食用高钾低钠的金针菇可保护血管，防止动脉壁受损，降低高血压患者发生中风的概率。

金针菇可预防心脑血管疾病

金针菇中含的朴菇素，可增强机体对癌细胞的抗御能力，能降胆固醇，预防肝脏疾病和胃肠道溃疡，增强机体正气，防病健身。此外，金针菇中含有的膳食纤维，不仅可以促进肠胃蠕动，防治便秘，还能降低胆固醇，预防心脑血管疾病。

每 100 克可食用部分基本营养素	
营养成分	含量
热量	109 千焦
蛋白质	2.4 克
脂肪	0.4 克
碳水化合物	6.0 克
钠	4.3 毫克
钾	195 毫克

怎么搭最好

✓ 金针菇 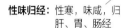 + 番茄

二者搭配有助于维持体内盐的平衡，促进血液循环，对高血压患者有益。

宜吃？忌吃？马上告诉你

✗ 金针菇性寒，脾胃虚寒者不宜吃得太多。

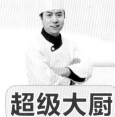

超级大厨　高血压吃货的逆袭

大厨支招

凉拌金针菇开胃有益降压

本菜是一道高钾低钠的菜肴，适合高血压患者、肥胖者和中老年人食用。

凉拌金针菇

材料： 金针菇 200 克，黄瓜 50 克，红椒 30 克。

调料： 蒜、小葱、橄榄油、醋、糖各适量，盐 2 克。

做法：

1. 用剪刀减去金针菇的根蒂部分，洗净；红椒去籽切细丝。锅中加水，加盐，烧开后下入金针菇和红椒丝焯熟。

2. 将金针菇和红椒丝浸入准备好的凉开水中，待金针菇冷却后，捞起，沥干。

3. 蒜和葱切末，加 1 勺香醋，1 勺橄榄油，少许糖拌均匀，备用。

4. 黄瓜去皮切丝。将金针菇、红椒丝、黄瓜丝用调好的汁拌均匀即可。

大厨支招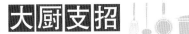

金针菇搭配黄瓜有助降压

金针菇搭配同样具有降压作用的黄瓜做成卷食用，不仅清香爽口，而且降压、降糖效果颇佳。本菜适合高血压、糖尿病患者经常食用。

金针菇黄瓜卷

材料： 金针菇 150 克，黄瓜 100 克，蟹肉棒 50 克，红辣椒少许。

调料： 芥末、生抽、盐、香油各适量。

做法：

1. 金针菇切去头，锅里的水烧开，放入金针菇，加少许盐煮 10 分钟捞起。

2. 黄瓜用刨刀刨成片，蟹肉棒撕成细丝，红椒切丝。

3. 将金针菇和蟹肉丝用黄瓜卷起来，绕上红椒丝摆好。

4. 将芥末、生抽、香油调匀，浇到黄瓜卷上即可。

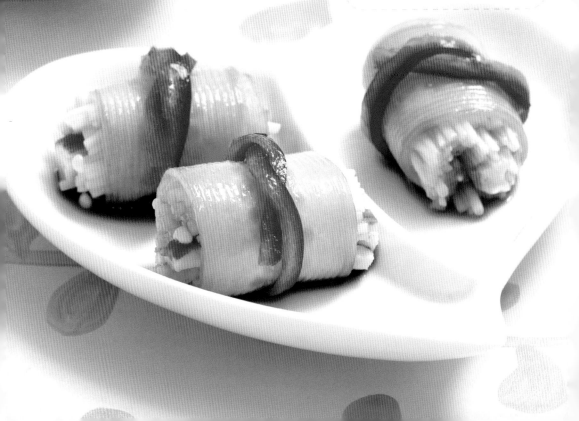

大厨支招

金针菇熟透再食用

金针菇含有较多膳食纤维，煮软后食用防止出现胃部不适。

金针菇蒸鸡腿

材料： 鸡腿 2 只，金针菇 150 克，鲜黑木耳丝 50 克。

调料： 姜末、蒜末、蚝油、白糖、浓缩鸡汁、盐各适量。

做法：

1 鸡腿洗净拭干，剁成块；金针菇去根部，洗净后切半；将蚝油、白糖、浓缩鸡汁、盐、清水、姜末、蒜末拌匀，做成酱汁。

2 在鸡腿上铺一层鲜黑木耳和金针菇，均匀地浇入酱汁，再盖上一层保鲜膜，大火隔水清蒸 15 分钟即可。

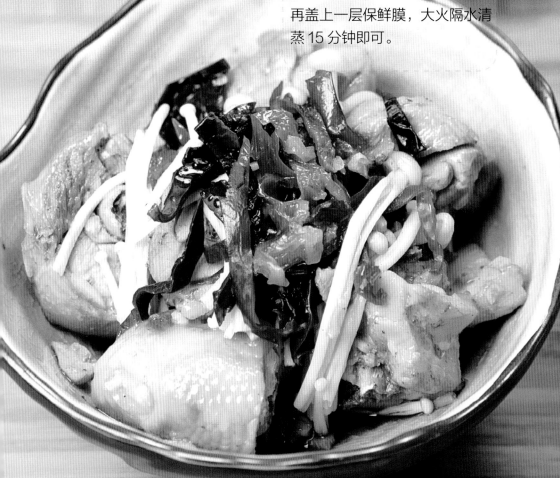

黑木耳

防止血栓的形成

最佳食用时间 三餐均可
推荐摄入量 50~70克

性味归经： 性平，味甘；归
肺、胃、肝经

降压营养： 钾

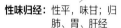

营养专家 **吃对打赢降压战**

百分百推荐理由

黑木耳对高血压患者有较好的辅助治疗作用

黑木耳的含钾量非常高，是优质的高钾食物，对高血压患者有较好的辅助治疗作用。此外，黑木耳能减少血液凝块，预防血栓等病的发生，有防治动脉粥样硬化和冠心病的作用。

木耳多糖可降低甘油三酯和血清总胆固醇的含量

黑木耳中的木耳多糖可明显降低甘油三酯和血清总胆固醇的含量，提高血清高密度脂蛋白胆固醇与总胆固醇比值，且有降胆固醇作用，具有减轻动脉粥样硬化的功效。

每 100 克可食用部分基本营养素	
营养成分	含量
热量	88 千焦
蛋白质	1.5 克
脂肪	0.2 克
碳水化合物	6.0 克
钠	8.5 毫克
钾	52 毫克

怎么搭最好

✅ 黑木耳 ＋ 鸡蛋

二者搭配，具有很好的清理肠胃功效。

宜吃？忌吃？马上告诉你

❌ 黑木耳通肠润便，患有慢性腹泻的病人应慎食，否则会加重腹泻症状。

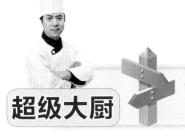

超级大厨　高血压吃货的逆袭

大厨支招

用醋或面粉搓洗黑木耳

水发黑木耳表面有一些细小的脏物，若清洗不干净，高血压患者食用后容易使腹部不适，可用少许醋或面粉轻轻搓洗水发黑木耳，很快就能将其除去。

爽口木耳

材料： 水发黑木耳100克，黄瓜100克，红辣椒2个。

调料： 白糖、醋各10克，蒜汁、葱丝各5克，盐3克，香油适量。

做法：

1 水发黑木耳去蒂，洗净，撕小片备用；黄瓜洗净，切块；红辣椒洗净，切丝。

2 锅内放水煮沸，放入洗好的黑木耳汆烫一下，捞出，冲凉，沥水。

3 将黑木耳片、黄瓜块、红辣椒丝放入容器中，加入盐、香油、蒜汁、葱丝、白糖、醋拌匀即可。

大厨支招

黑木耳宜快速翻炒

加入水发黑木耳后，要快速翻炒，不宜烹调过长时间，以免变软失去口感，会使营养有所流失。

鸡蛋木耳炒肉

材料： 猪肉丝150克，鸡蛋2个，水发黑木耳100克。

调料： 料酒10克，葱末、姜末各5克，盐3克。

做法：

1 鸡蛋洗净，磕入碗内，打散，加盐搅拌；水发黑木耳去蒂，洗净，撕开；猪肉丝洗净，加料酒、盐抓匀，腌渍15分钟。

2 炒锅内倒油烧热，倒入加盐搅匀的鸡蛋液炒熟，盛出。

3 锅内倒油烧热，下葱末、姜末爆香，放入猪肉丝煸炒至断生，加入料酒、盐略炒，再放入鸡蛋、木耳翻炒均匀即可。

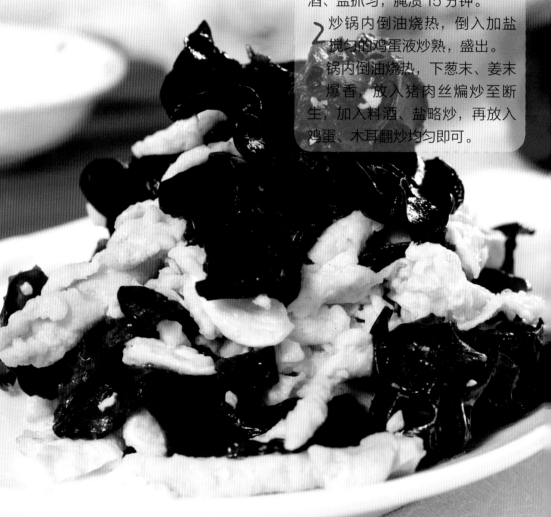

大厨支招

用醋代替盐

木耳拌黄瓜可不用放盐，加其他调料如醋调味即可，避免了钠的摄入，对控制血压有很好的效果。

木耳拌黄瓜

材料： 水发木耳、黄瓜各 100 克。

调料： 醋、白糖、辣椒油各适量。

做法：

1. 将水发木耳择洗干净，下入沸水中焯透，捞出，沥干水分，凉凉，切丝；黄瓜洗净，去蒂，切丝。

2. 取小碗，放入陈醋、白糖、辣椒油搅拌均匀，对成调味汁。

3. 取盘，放入黄瓜丝和木耳丝，淋入调味汁拌匀即可。

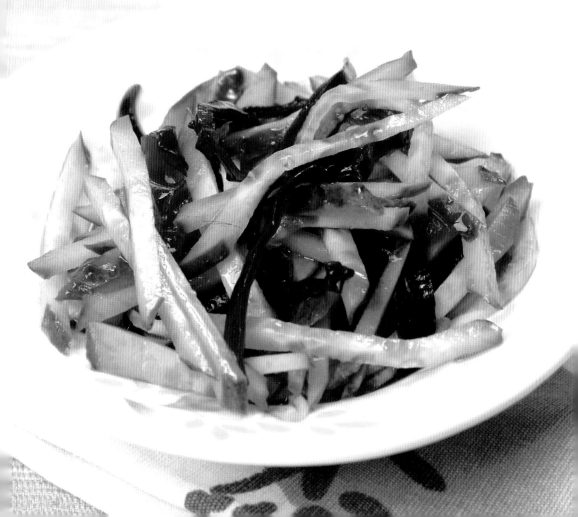

水果类

柠檬

减轻钠对血压的不利影响

最佳食用时间 三餐均可
推荐摄入量 1~2瓣

性味归经: 性凉,味甘、酸,入肺、肝、胃经

降压营养: 维生素C、维生素P、钙

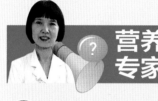 **营养专家** 吃对打赢降压战

❗ 百分百推荐理由

柠檬可减轻钠对血压的不利影响

柠檬富含维生素C和维生素P,能增强血管弹性和韧性,可预防和治疗高血压和心肌梗死。柠檬中的钙元素,能增加尿钠排泄,减轻钠对血压的不利影响,从而降低血压。

柠檬低钠高钾

柠檬中钾的含量远远高于钠,有利于高血压患者控制血压。

🥄 怎么搭最好

 柠檬 + 芦荟

有益于口腔黏膜损害者。

每100克可食用部分基本营养素	
营养成分	含量
热量	146 千焦
蛋白质	1.1 克
脂肪	1.2 克
碳水化合物	6.2 克
钠	1.1 毫克
钾	209 毫克

🍲 宜吃? 忌吃? 马上告诉你

✅ 柠檬富含维生素C和有机酸,对促进肌肤的新陈代谢、延缓衰老及抑制色素沉着等有效,女性可多加食用。

❌ 柠檬不宜空腹食用,否则会使胃酸分泌过多,产生腹泻。

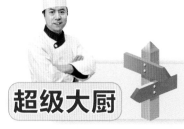

超级大厨 **高血压吃货的逆袭**

大厨支招

柠檬榨汁卫生又营养

柠檬汁最好是自己拿鲜柠檬用榨汁机榨取，这样的柠檬汁没有添加剂，既卫生又营养。

香瓜柠檬汁

材料：香瓜 150 克，柠檬 60 克。

调料：蜂蜜适量。

做法：

香瓜、柠檬洗净，去皮、子，切小块。

将上述食材倒入全自动豆浆机中，加入适量凉饮用水，按下"果蔬汁"键，豆浆机提示做好后倒入杯中，加入蜂蜜搅匀即可。

苹果

减少钠的摄入

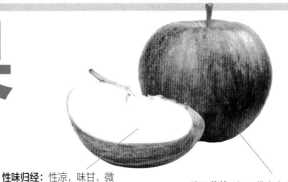

最佳食用时间 三餐均可
推荐摄入量 1~2个

性味归经： 性凉，味甘、微酸，归脾、肺经

降压营养： 钾、维生素C

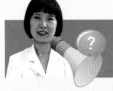

营养专家 吃对打赢降压战

百分百推荐理由

苹果可降低高血压、中风的发生率

苹果含有充足的钾，可与体内过剩的钠结合并排出体外，从而降低血压。同时，钾离子能有效保护血管，并降低高血压、中风的发生率。苹果中的维生素C，具有扩张血管、降低血压的功效。

苹果可抑制低密度脂蛋白氧化，预防动脉硬化

苹果的果胶能与人体的胆汁酸结合，吸收多余的胆固醇和甘油三酯，然后排出体外。苹果所含的类黄酮能抑制低密度脂蛋白氧化，预防动脉硬化。

每100克可食用部分基本营养素

营养成分	含量
热量	218 千焦
蛋白质	0.2 克
脂肪	0.2 克
碳水化合物	13.5 克
钠	1.6 毫克
钾	119 毫克

怎么搭最好

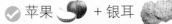 苹果 + 银耳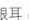

二者同食可润肺止咳。

宜吃？忌吃？马上告诉你

❌ 饭后不要马上吃苹果，因为这样不但不利于消化，还容易造成胀气。

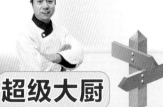

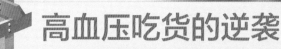

高血压吃货的逆袭

大厨支招

苹果熟吃治腹泻

苹果生吃有治疗便秘的功效，熟吃可治疗腹泻，适合高血压患者腹泻时食用。

苹果炒鸡柳

材料： 苹果、鸡胸肉各 150 克。

调料： 姜丝、水淀粉、葱花、料酒、植物油、盐、鸡精各适量。

做法：

1. 苹果洗净，去皮除核，切条；鸡胸肉洗净，切条，用料酒和水淀粉抓匀，腌渍 15 分钟。

2. 炒锅置火上，倒入适量植物油，待油烧至七成热，放葱花、姜丝炒香，放入鸡肉条煸熟，倒入苹果条翻炒 1 分钟，用盐和鸡精调味即可。

香蕉

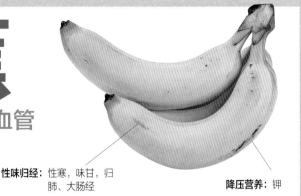

对高血压及心脑血管疾病的患者有益

最佳食用时间 三餐均可
推荐摄入量 1~2根

性味归经： 性寒，味甘，归肺、大肠经

降压营养： 钾

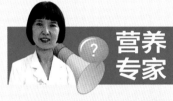

营养专家 吃对打赢降压战

! 百分百推荐理由

香蕉可使血压得到良好的控制

香蕉中含有丰富的钾，可维持体内的钠钾平衡和酸碱平衡，使神经肌肉保持正常，心肌收缩协调，对高血压及心脑血管疾病的患者有益。

香蕉可促进胆固醇的排泄

香蕉中含有水溶性及不溶性两种膳食纤维。水溶性膳食纤维会彻底吸收肠内的胆汁酸，而不溶性膳食纤维会促进胆固醇的排泄。

怎么搭最好

 香蕉 + 土豆

香蕉和土豆都含有较多的丁酸盐，能抑制大肠细菌的繁殖，能有效预防结肠癌。

每 100 克可食用部分基本营养素

营养成分	含量
热量	381 千焦
蛋白质	1.4 克
脂肪	0.2 克
碳水化合物	22.0 克
钠	0.8 毫克
钾	256 毫克

宜吃？忌吃？马上告诉你

✅ 香蕉可缓解失眠或情绪紧张情绪，因为香蕉中的氨基酸，具有安抚神经的效果，因此高血压患者在睡前吃点香蕉，可起镇静作用。

❌ 香蕉性寒、脾胃虚弱者、腹泻者少食；胃酸过多者忌食。

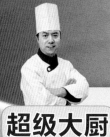

超级大厨 高血压吃货的逆袭

大厨支招

香蕉搭配燕麦煮粥改善睡眠

香蕉搭配燕麦煮粥食用有助于提高血清素含量，改善睡眠，高血压患者失眠可多加食用。

香蕉燕麦粥

材料： 香蕉 1 根，燕麦片 100 克，牛奶 100 克。

做法：

1 香蕉去皮，切小丁。

2 锅置火上，倒入适量清水烧开，放入燕麦片，大火烧开后转小火煮至粥稠，凉至温热，淋入牛奶，放上香蕉丁即可。

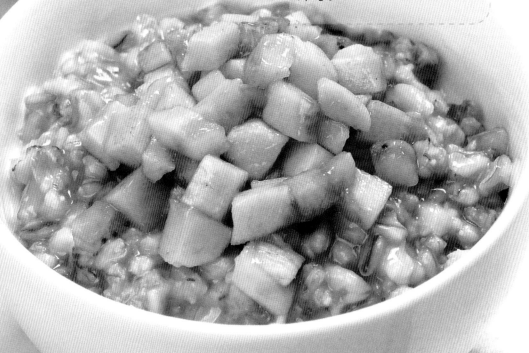

猕猴桃

有助于血管扩张，辅助降血压

最佳食用时间　三餐均可
推荐摄入量　50克

性味归经： 性寒，味甘酸，归胃、膀胱经

降压营养： 维生素C

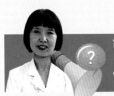

营养专家

吃对打赢降压战

❗ 百分百推荐理由

猕猴桃有助于血管扩张，能辅助降血压

猕猴桃富含维生素 C，有助于血管扩张，能辅助降血压。另外，血液中维生素 C 含量越高的人，其动脉的血压越低。

猕猴桃可防治冠心病、动脉硬化

猕猴桃具有降低胆固醇的作用，适合高血压合并冠心病、动脉硬化患者食用。

🥄 怎么搭最好

 猕猴桃 + 燕麦

燕麦可以补充猕猴桃所缺乏的维生素 B_6，加上猕猴桃中丰富的维生素 C，能缓解女性经前综合征。

每 100 克可食用部分基本营养素

营养成分	含量
热量	234 千焦
蛋白质	0.8 克
脂肪	0.6 克
碳水化合物	14.5 克
钠	10.0 毫克
钾	144 毫克

🍲 宜吃？忌吃？马上告诉你

✅ 猕猴桃富含膳食纤维和抗氧化物，具有润肠通便、清热降火、增强身体免疫力的功效，上火或便秘者可多加食用。

❌ 猕猴桃性寒凉，脾胃功能较弱的人不宜多吃。

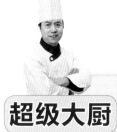

超级大厨 高血压吃货的逆袭

大厨支招

用酱油代盐调味

用猕猴桃炒肉丝时，用酱油代替盐，既可使菜肴味道鲜美，又避免了钠的过多摄入，起到辅助降低血压的效果。

猕猴桃炒肉丝

材料： 猕猴桃 2 个，猪瘦肉 150 克。

调料： 酱油、淀粉、香油、葱花、白糖、水淀粉、植物油各适量。

做法：

1 猪瘦肉洗净，切丝，加酱油、淀粉、香油搅拌均匀，腌渍 10~15 分钟；猕猴桃洗净，去皮，切丝。

2 取小碗，加白糖、水淀粉调匀，制成调味汁。

3 炒锅置火上烧热，倒入植物油，炒香葱花，放入腌渍好的猪肉丝煸熟，加入切好的猕猴桃丝翻炒 1 分钟，淋入调味汁翻炒均匀即可。

草莓

具有调节血压的功能

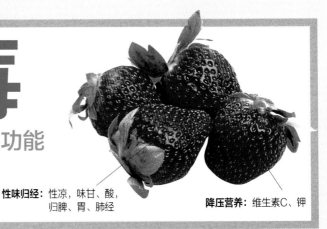

最佳食用时间 三餐均可
推荐摄入量 150克

性味归经：性凉，味甘、酸，归脾、胃、肺经

降压营养：维生素C、钾

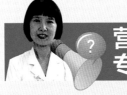

营养专家 吃对打赢降压战

百分百推荐理由

草莓具有调节血压的功能

草莓含有丰富的维生素C，能够促进人体合成氮氧化物，而氮氧化物具有扩张血管的作用，从而有助于降低血压。草莓中含有的钾，有助于钠的代谢和排出，因此具有调节血压的功能，可减少降压药的服用量。

草莓有利于糖尿病病情的改善

草莓中的膳食纤维，可促进肠蠕动，减少食物在肠道中的停留时间，可缓解便秘症状。此外，还能减慢人体对葡萄糖的吸收速度，使餐后血糖不会急剧上升，并降低人体对胰岛素的需求，从而有利于糖尿病病情的改善。

每100克可食用部分基本营养素	
营养成分	含量
热量	126 千焦
蛋白质	1.0 克
脂肪	0.2 克
碳水化合物	7.1 克
钠	4.2 毫克
钾	131 毫克

怎么搭最好

✔ 草莓 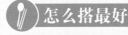 ＋ 酸奶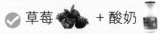

草莓含维生素K，酸奶含钙。二者搭配适合高血压患者食用。

宜吃？忌吃？马上告诉你

✖ 草莓含有较多的草酸钙，尿路结石患者不宜多食。

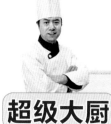

超级大厨　高血压吃货的逆袭

大厨支招

草莓打汁可降压

草莓可以与其他水果做成果汁喝，如果觉得果汁过于清淡，可以加些蜂蜜或白糖调味，但高血压合并糖尿病患者尽量避免糖类的摄入。

草莓火龙果汁

材料：草莓 500 克，火龙果 400 克。

做法：

　草莓洗净，去蒂，切块；火龙果去皮，切小块。

　将草莓块和火龙果块倒入全自动豆浆机中，加入少量凉饮用水，按下"果蔬汁"键，搅打均匀后倒入杯中即可。

柚子

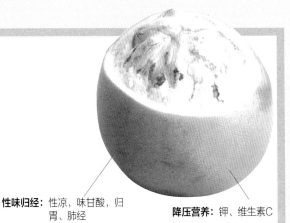

有益于控制高血压、心脑血管病

最佳食用时间 三餐均可
推荐摄入量 50克

性味归经： 性凉，味甘酸，归胃、肺经

降压营养： 钾、维生素C

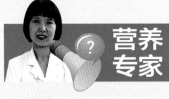

营养专家 吃对打赢降压战

百分百推荐理由

柚子有利于高血压患者控制病情

柚子中含有高血压患者必需的天然微量元素钾，含钠量很低，有益于控制高血压、心脑血管病。此外，柚子还富含维生素C，具有扩张血管的作用，有利于高血压患者控制病情。

柚子可减少动脉壁的损坏程度

柚子含有生理活性物质橙皮甙，可降低血液的黏滞度，减少血栓的形成，对心脑血管疾病有较好的预防作用。柚子中的果胶，可以减少动脉壁的损坏程度，有效预防动脉粥样硬化。

每 100 克可食用部分基本营养素	
营养成分	含量
热量	172 千焦
蛋白质	0.8 克
脂肪	0.2 克
碳水化合物	9.5 克
钠	3.0 毫克
钾	119 毫克

怎么搭最好

✅ 柚子 + 蜂蜜

柚子和蜂蜜搭配在一起食用，增强免疫力的功效更好，而且还能排毒、去火、美容养颜。

宜吃？忌吃？马上告诉你

❌ 柚子具有降压的功效，因此在服用降压药时，不宜大量吃柚子。

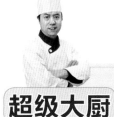

超级大厨 　高血压吃货的逆袭

大厨支招

柚子茶可降压

将柚子做茶饮用，降压效果较好。高血压患者经常食用蜂蜜柚子茶，还可养颜美容、润喉止咳、预防感冒、帮助消化。

蜂蜜柚子茶

材料： 柚子1个，蜂蜜500克。
调料： 冰糖适量。
做法：

1. 取柚子肉，用搅拌机拌成果泥；削取柚子皮，用盐反复揉搓，去其苦味，再用清水冲净，可反复进行，然后放到锅里小大火煮沸后小火煮10分钟，捞出柚子皮，控干水切成细丝。

2. 把柚皮丝和果肉泥放到无油的锅中，加清水和冰糖用中小火熬1.5小时，熬至黏稠，柚皮金黄透亮离火，待温热时加入蜂蜜，搅匀后即为柚子茶。

3. 将做好的柚子茶装入密封容器中，放入冰箱冷藏。想喝的时候只需挖2~3勺柚子茶，再冲入适量温水，调匀即可饮用。

西瓜

有益于预防高血压

最佳食用时间 三餐均可
推荐摄入量 150~200克

性味归经：性寒，味甘，归心、胃、膀胱经

降压营养：钾

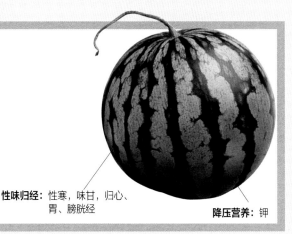

营养专家 吃对打赢降压战

百分百推荐理由

西瓜可降低血压和预防前期高血压

西瓜中含有丰富的钾元素，可以对抗钠升高血压的不利影响，对血管的损伤有防护作用。此外，西瓜能利尿，具有辅助降压的作用，常吃西瓜可降低血压和预防前期高血压。

西瓜可降低胆固醇和软化血管

西瓜中所含的甜菜碱，具有降低胆固醇和软化血管的功能。西瓜含有的抗氧化剂番茄红素，具有超强的抗氧化力，能阻止自由基的破坏，防止坏胆固醇氧化而沉积血管壁，可预防心血管疾病。

每 100 克可食用部分基本营养素	
营养成分	含量
热量	105 千焦
蛋白质	0.6 克
脂肪	0.1 克
碳水化合物	5.8 克
钠	3.2 毫克
钾	87 毫克

怎么搭最好

✅ 西瓜 + 绿豆

西瓜和绿豆均具有清热解暑、生津止渴的作用，夏季食用，解暑的效果更好。

宜吃？忌吃？马上告诉你

❌ 西瓜属于升糖指数较高的水果，因此糖尿病患者不宜大量食用。

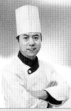

超级大厨　高血压吃货的逆袭

大厨支招

西瓜皮可降压

西瓜皮具有清暑热、除心烦、降血压的功效，凉拌西瓜皮其实是一道很好的降压菜，适合高血压患者食用。

凉拌西瓜皮

材料： 西瓜皮250克。

调料： 蒜末、盐、鸡精、香油各适量。

做法：

1. 削去西瓜的外皮，片去红瓤，洗净，切条。

2. 取小碗，放入盐、鸡精、蒜末和香油搅拌均匀，对成调味汁。

3. 取盘，放入切好的西瓜皮，淋入调味汁拌匀即可。

红枣

有益血管健康

最佳食用时间 三餐均可
推荐摄入量 25克

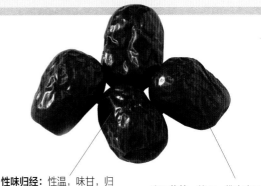

性味归经: 性温,味甘,归脾、胃经

降压营养: 芦丁、维生素C

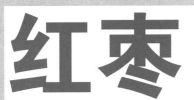 营养专家 吃对打赢降压战

百分百推荐理由

红枣通过软化血管而使血压降低

红枣所含的芦丁,能够软化血管,降低血压,对高血压病有防治功效。红枣中含有的丰富的维生素C,能够促进人休合成氮氧化物,而氮氧化物具有扩张血管的作用,从而有助于降低血压。

红枣可增强心肌收缩力,改善心肌营养

红枣中含有的环磷酸腺苷,具有扩张血管、抗过敏作用。同时还具有增强心肌收缩力,改善心肌营养的作用。

每 100 克可食用部分基本营养素	
营养成分	含量
热量	510 千焦
蛋白质	1.1 克
脂肪	0.3 克
碳水化合物	30.5 克
钠	1.2 毫克
钾	375 毫克

怎么搭最好

✅ 红枣 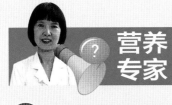 + 糯米

红枣和糯米均属于性温的食物,二者同食具有温中去寒的功效,还可改善脾胃气虚。

宜吃? 忌吃? 马上告诉你

❌红枣含糖量较高,糖尿病患者过量食用,容易导致血糖增高。

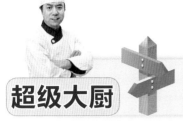

超级大厨　高血压吃货的逆袭

大厨支招

红枣去枣皮熬汤

红枣熬汤食用不仅可益气养血，还有助于降低血压，但高血压合并糖尿病患者宜少吃，肠胃不好的高血压患者食用时最好将枣皮去掉。

四红汤

材料: 红枣（干）20 克，红豆 30 克，龙眼干 20 克。

调料: 红糖 5 克。

做法:

1 龙眼去皮，红豆和红枣清洗干净。

2 砂锅内放适量水，放入红豆、红枣和龙眼干，炖至红豆熟烂，加入红糖，小火再炖一会儿即可。

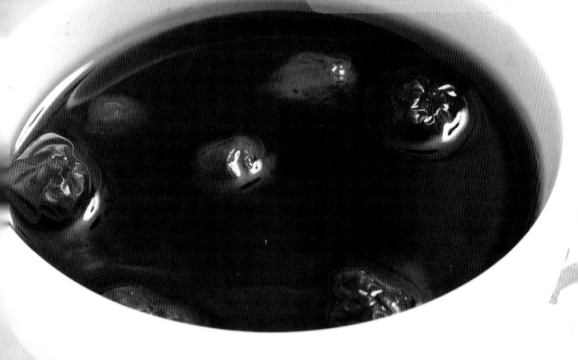

山楂

消脂、控制血压

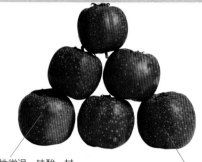

最佳食用时间 三餐均可
推荐摄入量 40克

性味归经： 性微温，味酸、甘，归脾、胃、肝经

降压营养： 类黄酮、山楂酸、柠檬酸

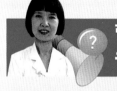

营养专家 吃对打赢降压战

❗ 百分百推荐理由

山楂提取物有较持久的降压作用

山楂含有的类黄酮、山楂酸、柠檬酸具有利尿、扩张血管、降低血压的作用。

实验证明，山楂提取物有较持久的降压作用，山楂乙醇浸出物静脉给药，能使实验用的麻醉后的兔子血压缓慢下降。

山楂可预防心绞痛

山楂中有机酸和维生素C的含量较高，调节脂质代谢，增加或促进体内脂质的转化与排泄，能显著降低血清胆固醇及甘油三酯，有效防治动脉粥样硬化。

每 100 克可食用部分基本营养素

营养成分	含量
热量	397 千焦
蛋白质	0.5 克
脂肪	0.6 克
碳水化合物	25.1 克
钠	5.4 毫克
钾	299 毫克

🍴 怎么搭最好

✅ 山楂 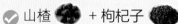 + 枸杞子

具有去脂降脂之功效，适于动脉硬化及高脂血症等患者饮用。

🍲 宜吃？忌吃？马上告诉你

❌ 山楂不宜空腹食用，否则会对胃黏膜造成不良刺激，加重原有的胃痛。

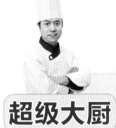

超级大厨 → 高血压吃货的逆袭

大厨支招

山楂做米糊有降脂降压作用

将山楂和红豆搭配做成米糊，有消肿排毒、降脂、降压的作用。但山楂含果酸较多，胃酸分泌过多的高血压患者不宜饮用这款米糊。

红豆山楂米糊

材料 红豆、大米各 50 克，山楂 10 克，红糖适量。

做法

1 红豆洗净，浸泡 4~6 小时；大米淘洗干净，浸泡 2 小时；山楂洗净，用水浸泡半小时，去核。

2 将 1 中的全部食材倒入豆浆机中，加水至上、下水位线之间，按下"米糊"键，煮至豆浆机提示米糊做好，加入红糖搅至化开即可。

肉类

猪瘦肉

提供优质蛋白

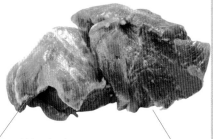

最佳食用时间 三餐均可
推荐摄入量 80~100克

性味归经： 性平，味甘、咸，归脾、胃、肾经

降压营养： B族维生素、牛磺酸

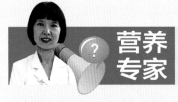

？营养专家 吃对打赢降压战

！ 百分百推荐理由

猪瘦肉可抑制肾上腺素的分泌，降低血压

猪瘦肉含有丰富的 B 族维生素，具有抑制血管收缩的作用，可降低血压。猪瘦肉中含有的牛磺酸，能抑制肾上腺素的分泌，降低交感神经的敏感度，避免人体因紧张、压力、盐分过量而导致血压值居高不下。

猪瘦肉具有类胰岛素的作用

猪瘦肉中含有的硒，能防止胰岛 β 细胞氧化破坏，使其功能正常，促进糖分解代谢，降低血糖和尿糖。其所含的核黄素还能降低心脑血管疾病的发病率。

每 100 克可食用部分基本营养素

营养成分	含量
热量	598 千焦
蛋白质	20.3 克
脂肪	6.2 克
碳水化合物	1.5 克
钠	57.5 毫克
钾	305 毫克

怎么搭最好

✔ 猪瘦肉 ＋大蒜

猪瘦肉具有滋阴润燥、补虚损、健脾胃、利小便和止消渴的功效。

宜吃？ 忌吃？ 马上告诉你

❌ 猪肉的蛋白质中含有一种肌溶蛋白，在 15℃ 以上的水中易溶解，不宜用热水清洗。

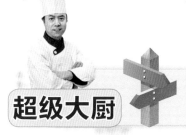

超级大厨 ▶ 高血压吃货的逆袭

大厨支招

延长猪肉的烹调时间

延长猪肉的烹调时间，这样可使脂肪减少，避免高血压患者摄入过多的脂肪。

辣炒三丁

材料： 猪瘦肉 100 克，黄瓜 50 克，红椒 50 克。

调料： 姜、蒜、葱、酱油、盐、料酒、淀粉、郫县豆瓣、植物油各适量。

做法：

1 猪肉切丁，用盐、料酒、淀粉拌匀腌渍片刻；黄瓜洗净切丁；红椒去蒂去子，洗净切丁。

2 郫县豆瓣剁碎，将淀粉、酱油调匀备用。

3 炒锅烧热，倒入植物油，烧至六成热时下入肉丁炒散，放入豆瓣酱炒上色；再放葱、姜、蒜，炒出香味，然后放入黄瓜丁和辣椒丁翻炒均匀，倒入混合均匀的芡汁，翻炒均匀即可。

牛瘦肉

提供优质蛋白

最佳食用时间　三餐均可
推荐摄入量　80克

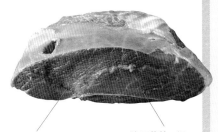

性味归经: 性平, 味甘, 归脾、胃经

降压营养: 钾

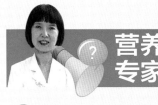

营养专家　吃对打赢降压战

百分百推荐理由

牛瘦肉有助于减少降压药的用量

牛瘦肉含有的钾, 可抑制钠从肾小管的吸收, 促进钠从尿液中排泄, 同时钾还可以对抗钠升高血压的不利影响, 有助于减少降压药的用量。

牛瘦肉可预防心血管病的发病率

牛瘦肉中的 B 族维生素, 可预防或减少心血管病的发病率, 特别是对高血压、高血脂、老年性肥胖症等的防治有利。

怎么搭最好

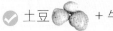 土豆　+ 牛瘦肉

两者合理搭配, 大大地提高了营养价值。

每 100 克可食用部分基本营养素

营养成分	含量
热量	444 千焦
蛋白质	20.2 克
脂肪	2.3 克
碳水化合物	1.2 克
钠	53.6 毫克
钾	284 毫克

宜吃? 忌吃? 马上告诉你

✅ 牛肉中含有易被人体吸收的铁, 能有效防治缺铁性贫血。

❌ 牛瘦肉的肌肉纤维较粗糙且不易消化, 老人、幼儿及消化能力较弱的人不宜多吃, 或适当吃些嫩牛肉。

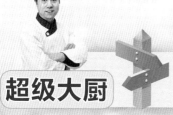

超级大厨　高血压吃货的逆袭

大厨支招

牛瘦肉焯烫可减少油脂

牛瘦肉焯烫后不仅可以去掉血水，还可以减少油脂的摄入量，若烹饪时放点山楂，可以使牛瘦肉易烂，而且山楂也有降压的功效，适合高血压患者食用。

土豆烧牛肉

材料：牛瘦肉 300 克，土豆块 250 克。

调料：料酒、酱油、醋各 15 克，葱末、姜片各 10 克，香菜段、白糖、盐各 5 克，花椒 2 克。

做法：

牛瘦肉洗净、切块，焯烫。

锅内倒油烧至六成热，爆香葱末、姜片、花椒，放牛肉块、酱油、料酒、白糖、盐翻炒，倒入砂锅中，加清水，大火烧开后转小火炖 50 分钟，加土豆继续炖至熟软，放醋拌匀，收汁，撒香菜段即可。

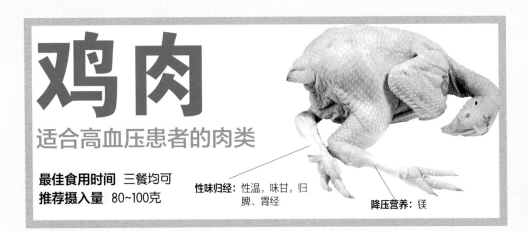

鸡肉

适合高血压患者的肉类

最佳食用时间 三餐均可
推荐摄入量 80~100克

性味归经： 性温，味甘，归脾、胃经

降压营养： 镁

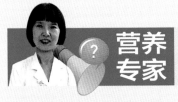

营养专家 吃对打赢降压战

百分百推荐理由

鸡肉可降低血压

鸡肉中所含的镁，能稳定血管平滑肌细胞膜的钙通道，激活钙泵，泵入钾离子，限制钠内流，还能减少应激诱导的去甲肾上腺素的释放，从而起到降低血压的作用。

鸡肉可避免形成肥胖及脂肪肝

鸡肉中含有丰富的 B 族维生素和尼克酸，有益于破损血管的修补，使肝脏中的脂肪加速排出，避免形成肥胖及脂肪肝。

怎么搭最好

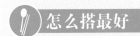

鸡肉 + 豌豆

二者搭配，有利于人体对鸡肉中蛋白质的吸收。

每 100 克可食用部分基本营养素

营养成分	含量
热量	699 千焦
蛋白质	19.3 克
脂肪	9.4 克
碳水化合物	1.3 克
钠	63.3 毫克
钾	251 毫克

宜吃？忌吃？马上告诉你

✓ 鸡肉中含有较多的 B 族维生素，具有恢复体力、保护皮肤的作用，还对造血有很大帮助，有滋阴补血的功效；鸡肉蛋白质含量较高，且易被人体吸收和利用，有增强体力、强壮身体的作用。

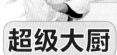 高血压吃货的逆袭

大厨支招

鸡肉去皮可减少脂肪摄入

带皮的鸡肉含有较多的脂肪，身体肥胖的人及高血压、血脂异常、糖尿病、动脉硬化患者应去掉皮后再食用为好。

宫保鸡丁

材料： 鸡胸肉 300 克，熟花生米 80 克，葱丁、青椒、红椒各 25 克。

调料： 蒜片、姜片各 5 克，盐 3 克，酱油、料酒、白糖、醋、水淀粉各 10 克，干辣椒段、花椒粒各少许。

做法：

1. 鸡胸肉洗净，切丁，用盐、料酒、水淀粉拌匀，腌渍；青椒、红椒洗净，切小片；白糖、醋、酱油、水淀粉调成味汁待用。

2. 炒锅置火上，倒油烧至六成热，放入干辣椒段略炸，放入花椒粒、鸡丁炒匀，加入姜片、蒜片、葱丁、青椒片、红椒片及调味汁翻炒，起锅时倒入熟花生米拌匀即可。

鸭肉

提供多不饱和脂肪

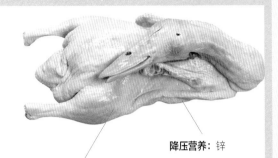

最佳食用时间 三餐均可
推荐摄入量 60~80克

性味归经： 性凉，味甘、咸，归肺、胃、肾经

降压营养：锌

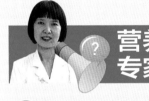

营养专家 **吃对打赢降压战**

百分百推荐理由

鸭肉可缓解血压升高引起的头晕目眩等症状

鸭肉含有丰富的锌，能防止镉增高而诱发的高血压。另外，中医认为，鸭肉有清热润燥的功效，能缓解血压升高引起的头晕目眩等症状。

鸭肉有助于降低胆固醇，降低血脂的浓度

鸭肉含有丰富的不饱和脂肪酸，有助于降低胆固醇，降低血脂的浓度，保护心脑血管。鸭肉中含有的烟酸，能够减少血液中的低密度脂蛋白及甘油三酯。

每 100 克可食用部分基本营养素	
营养成分	含量
热量	1004 千焦
蛋白质	15.5 克
脂肪	19.7 克
碳水化合物	0.2 克
钠	69.0 毫克
钾	191 毫克

怎么搭最好

✓ 鸭肉  + 山药

两者搭配食用，不仅可以消除油腻，还能很好地滋阴补肺。

宜吃？忌吃？马上告诉你

❌ 不宜经常食用烟熏和烘烤的鸭肉，因其加工后可产生致癌的苯并芘物质。

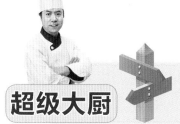

超级大厨 > 高血压吃货的逆袭

大厨支招

不宜用熏鸭、烤鸭炖汤

炖鸭汤时不宜用烟熏和烘烤的鸭肉，因其加工后可产生致癌的苯并芘物质。

海带炖鸭汤

材料： 鸭腿 250 克，苋菜 100 克，水发海带丝 30 克。

调料： 油、葱花、姜片、盐、胡椒粉各适量。

做法：

1. 鸭腿洗净，剁成块，焯水，捞出；苋菜择洗干净，焯水，切段；水发海带丝洗净，切成 10 厘米左右的段。

2. 锅置火上，倒油烧至七成热，放入葱花和姜片，倒入汆好的鸭块和海带丝翻炒均匀，加适量水煮至鸭肉熟烂，放入苋菜煮 2 分钟，用盐和胡椒粉调味即可。

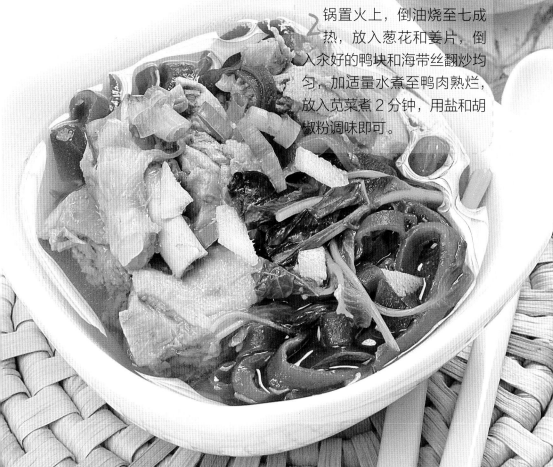

水产类

海带

防止血黏性增大引起的血压上升

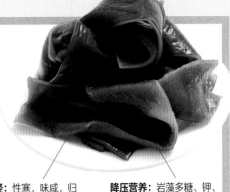

最佳食用时间 三餐均可

推荐摄入量 100克

性味归经： 性寒，味咸，归肝、胃、肾经

降压营养： 岩藻多糖、钾、钙、甘露醇

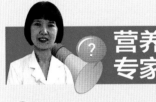

营养专家 吃对打赢降压战

！百分百推荐理由

海带对高血压患者十分有益

海带中所含岩藻多糖，可防治血栓和因血液黏性增大而引起的血压上升。此外，海带中还含有丰富的钾和钙，具有扩张外周血管的作用，具有良好的降压功效。海带中所含的甘露醇有利尿、降压的作用，常食海带对高血压患者十分有益。

海带可使血液的黏度降低

海带含有不饱和脂肪酸和大量的膳食纤维，能清除附着在血管壁上的胆固醇，促进胆固醇的排泄，还能使血液的黏度降低，减少血管硬化。海带中的褐藻酸，能促进胆固醇的排泄，控制胆固醇的吸收。

每100克可食用部分基本营养素

营养成分	含量
热量	50 千焦
蛋白质	1.2 克
脂肪	0.1 克
碳水化合物	2.1 克
钠	8.6 毫克
钾	246 毫克

怎么搭最好

✓ 海带 + 豆腐

二者同食，可使体内碘元素处于平衡状态。

宜吃？忌吃？马上告诉你

✗ 患有甲亢的病人不要吃海带，因海带中碘的含量较丰富，会加重病情。

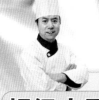

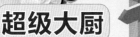 高血压吃货的逆袭

大厨支招

海带浸泡勤换水

干海带含有有毒金属——砷，烹制前应先用清水漂洗，然后浸泡 6 小时以上（不可过长），并要勤换水，这样处理后海带食用起来才安全。

海带三丝

材料： 海带 300 克，胡萝卜 100 克，葱 50 克，香菜少许。

调料： 蒜末、醋、盐、香油各适量。

做法：

1. 海带洗净，放蒸锅中干蒸 30 分钟，取出用清水浸泡片刻，捞出，沥干，切成约 10 厘米长的丝。

2. 胡萝卜洗净，切丝；葱切丝；香菜洗净，切段。

3. 将切好的食材盛盘，加入蒜末、醋、盐、香油拌匀即可。

大厨支招

海带搭配豆腐可抑制脂肪吸收

海带炖豆腐能抑制脂肪的吸收，阻止动脉硬化的过氧化质产生，还能使体内碘元素处于平衡状态。

海带炖豆腐

材料： 水发海带100克，豆腐150克。

调料： 葱、姜、蒜、料酒、生抽、胡椒粉、盐、鸡精各适量。

做法：

1　豆腐切成块，先焯一下水，去掉豆腥味；海带洗净，切成片。

2　锅中倒油，烧至六成热，爆香葱、姜、蒜，下海带炒，加少量生抽，然后加水，最后把豆腐下锅。

3　水开后加盐、糖、鸡精、胡椒粉，盖上锅盖大火炖20分钟左右即可。

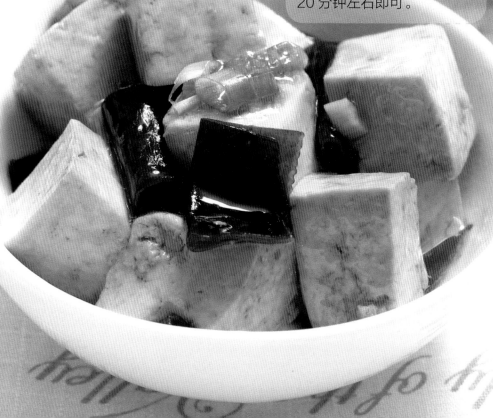

大厨支招

放甜面酱可减少用盐量

用甜面酱调味时，可少放些盐，避免钠的过量摄入，引起血压升高。

肉末海带

材料： 水发海带150克，鸡胸肉100克。

调料： 葱末、姜丝、甜面酱、盐、料酒、醋、清汤、花椒、油各适量。

做法：

1. 鸡胸肉洗净，剁成肉末；水发海带洗净，切丝，待用。

2. 炒锅置火上，加适量清水，放入海带，加葱末、姜丝、料酒、醋、花椒，盖严锅盖，小火将海带煮至熟烂，捞出待用。

3. 另起锅置火上，倒油烧至四成热，下入葱末、姜丝、肉末炒熟，调入甜面酱、海带丝、盐、料酒、清汤炒匀即可。

紫菜

有助于改善血管健康

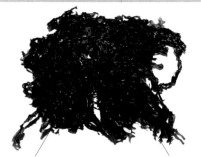

最佳食用时间　三餐均可
推荐摄入量　10克左右

性味归经： 性凉，味甘咸，归肝、肺、胃、肾经

降压营养： 胆碱、藻朊酸钠和锗、胜肽

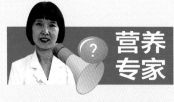

营养专家　吃对打赢降压战

⚠ 百分百推荐理由

紫菜可改善血管狭窄的情况

紫菜中的胆碱可以代谢脂肪，保护血管健康，有效预防动脉硬化，从而降低血压。紫菜中含有的藻朊酸钠和锗，能改善血管狭窄的情况，改善血管的机能，有益于高血压患者控制病情。此外，紫菜中的胜肽可松弛血管平滑肌，调节血压。

紫菜可降低血清中胆固醇的含量

紫菜含有的牛磺酸可促进胆固醇分解，降低血清中的有害胆固醇。紫菜中镁的含量很高，能显著降低血清中胆固醇的总含量。紫菜中的钙，有刺激胰脏 β 细胞的作用，能够促进胰岛素的正常分泌，同时还能避免骨质疏松。

每 100 克可食用部分基本营养素	
营养成分	含量
热量	866 千焦
蛋白质	26.7 克
脂肪	1.1 克
碳水化合物	44.1 克
钠	710.5 毫克
钾	1796 毫克

🍴 怎么搭最好

✅ 紫菜 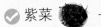 + 鸡蛋

二者搭配能提升两者的营养价值，紫菜中的钙能促进人体对鸡蛋中维生素 B_{12} 的吸收。

🍲 宜吃？ 忌吃？ 马上告诉你

❌ 胃肠消化功能不好的人应少食紫菜；腹痛、便溏者不宜食用紫菜。

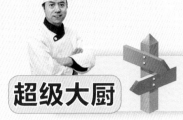

超级大厨 ▶ 高血压吃货的逆袭

大厨支招

紫菜做汤少放盐

紫菜本身有一些咸味，做虾仁紫菜汤面时要少放盐，减少钠的摄入量，有利于高血压患者控制血压。

⟩ 虾仁紫菜汤面

材料： 虾仁 20 克，鸡蛋 1 个，干紫菜 10 克，挂面 150 克。

调料： 油、盐、葱花各适量。

做法：

1 虾仁洗净，去虾线；干紫菜泡发，撕碎；将鸡蛋打入碗内搅匀。

2 锅置火上，放油烧热，放入葱花煸出香味，向锅内倒入适量开水，将挂面下入锅中煮熟，放入虾仁，加盐，浇上鸡蛋液，蛋花浮起时，倒入装有紫菜的汤碗中即可。

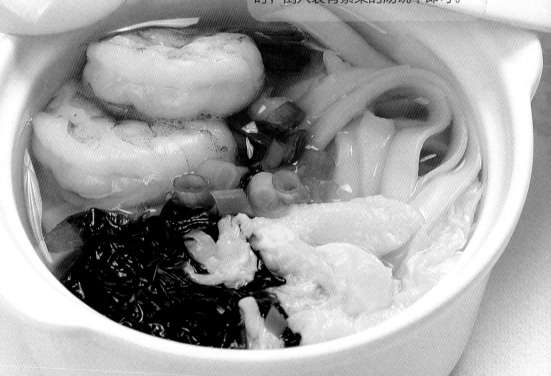

大厨支招

煎鸡蛋要少放油

紫菜搭配黄瓜、胡萝卜、鸡蛋等做成紫菜包饭，有利于控制血压。煎鸡蛋时少放些油，以免油脂的过量摄入。

紫菜包饭

材料： 熟米饭100克，干紫菜30克，黄瓜、胡萝卜各50克，鸡蛋1个（约60克）。

调料： 盐、白芝麻、植物油各适量。

做法：

1 将熟米饭中加盐、白芝麻和植物油搅拌均匀；鸡蛋洗净，打入碗中，搅匀；黄瓜洗净，去蒂，切条；胡萝卜去皮，洗净，切条。

2 炒锅置火上，倒入适量植物油，待油烧至五成热，淋入蛋液煎成蛋皮，盛出，切长条。

3 取一张紫菜，在紫菜上平铺一层米饭；放上蛋皮条、黄瓜条、胡萝卜条，卷成卷，用刀切成1.5厘米的段即可。

大厨支招

紫菜虾皮粥无须放盐

紫菜搭配具有补钙效果的虾皮煮粥食用，可以起到很好的降压效果。紫菜和虾皮含钠都较多，所以紫菜虾皮粥无须放盐。

紫菜虾皮粥

材料： 燕麦60克，大米50克，鸡蛋1个（约60克），虾皮、紫菜各适量。

做法：

1 燕麦洗净；鸡蛋洗净，打入碗中搅匀；大米洗净，浸泡，待用；紫菜用清水泡发，待用。

2 锅置火上，加适量水煮沸，放入大米、燕麦大火煮沸，放入虾皮和紫菜小火煮20分钟，倒入蛋液再煮2分钟即可。

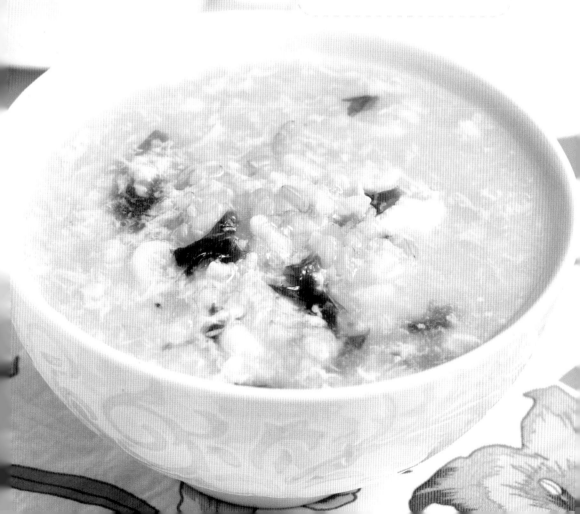

带鱼

含有降胆固醇的成分

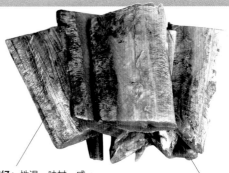

最佳食用时间 三餐均可
推荐摄入量 80克

性味归经: 性温,味甘、咸,归肝、脾经

降压营养: 镁

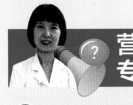

营养专家 **吃对打赢降压战**

百分百推荐理由

带鱼对保护心血管系统有很好的作用

　　带鱼含有丰富的镁元素,可激活钙泵,泵入钾离子,限制钠内流,还能减少应激诱导的去甲肾上腺素的释放,从而起到降低血压的作用,对心血管系统有很好的保护作用。

带鱼可促使血液中的脂肪加速排出

　　带鱼所含的烟酸,能参与脂肪的代谢,可以减少血液中的低密度脂蛋白及甘油三酯,还可增加高密度脂蛋白。其所含的维生素 B_2,有益于破损血管的修复,使胆固醇不易沉积,促使血液中的脂肪加速排出。

每 100 克可食用部分基本营养素	
营养成分	含量
热量	531 千焦
蛋白质	17.7 克
脂肪	4.9 克
碳水化合物	3.1 克
钠	150.1 毫克
钾	280 毫克

怎么搭最好

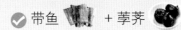

✔ 带鱼 + 荸荠

　　荸荠质嫩多汁,与带鱼一起熬汤食用,可辅助治疗糖尿病多尿。

宜吃? 忌吃? 马上告诉你

　　✖ 清洗带鱼时水温不可过高,也不要刮掉鱼体表面的银色物,以防银脂流失,损失营养。

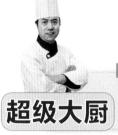

超级大厨 高血压吃货的逆袭

大厨支招

糖醋带鱼无须放盐

在烹饪前带鱼已经用盐腌渍，而且还有酱油、醋等调味品来调味，烹饪时就无须放盐了，这样可以避免钠的过量摄入。

糖醋带鱼

材料： 带鱼 500 克。

调料： 葱丝、姜丝、蒜片、酱油、醋、绍酒、糖、花椒油各适量。

做法：

1　将带鱼去头、尾、内脏，洗净，剁成 5 厘米左右的段，用盐略腌。

2　锅中放些油烧热，下带鱼段煎熟，两面呈金黄色时出锅，沥干油待用。

3　锅中留底油，下葱丝、姜丝、蒜片煸炒，放入炸好的带鱼，烹入绍酒、醋、酱油，加少许汤，放糖，入味后淋花椒油，炒匀即成。

大厨支招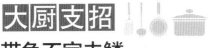

带鱼不宜去鳞

带鱼的鱼鳞中含有丰富的蛋白质、磷脂、铁等营养素，且带鱼鳞中含有的不饱和脂肪酸有防治高血压及冠心病的功效，因此在烹饪带鱼时不要刮掉鱼鳞。

清蒸带鱼

材料：带鱼500克。

调料：大料、盐、料酒、酱油、香油、香菜段、葱末、姜末、蒜末、花椒各适量。

做法：

1. 带鱼洗净，切块，在两面切十字花刀。

2. 将带鱼块装盘中，加大料、盐、料酒、酱油、香菜段、葱末、姜末、蒜末、花椒腌渍入味。

3. 上笼蒸15分钟，出笼，淋上烧热的香油即可。

大厨支招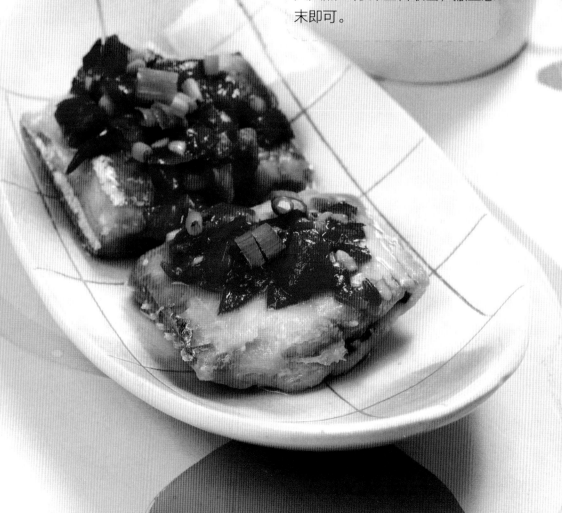

带鱼蒸吃营养好

用蒸制的手法可以最大限度保存带鱼的营养，加入剁椒后不仅可以去除带鱼的腥味，还可丰富营养，对降低血压有很好的效果。

剁椒蒸带鱼

材料： 净带鱼段 400 克，剁椒 30 克。

调料： 料酒 10 克，葱末、姜末各 5 克，盐 3 克。

做法：

1 带鱼段洗净加少许盐、料酒和姜末腌渍 20 分钟，摆入盘中，铺上剁椒。

2 蒸锅置于火上，大火烧开，将盛有带鱼段的盘子放入，大火蒸 8 分钟左右取出，撒上葱末即可。

牡蛎

减少有毒金属镉的吸收

最佳食用时间 三餐均可
推荐摄入量 15~30克

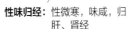

性味归经： 性微寒，味咸，归肝、肾经

降压营养： 锌

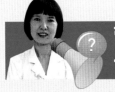

营养专家 吃对打赢降压战

❗ 百分百推荐理由

牡蛎可通过减少镉吸收来降低镉过量所导致的高血压

牡蛎肉中含有丰富的锌元素，能够改变机体的锌/镉比值，降低并减少镉对人体的危害，可有效地控制和阻断镉所致高血压，有利于稳定高血压患者的病情。

牡蛎可增强血管弹性

牡蛎中含有的牛磺酸，可抑制血小板凝集，降低血脂，保持人体正常血压和防止动脉硬化，对心肌细胞有保护作用，可抗心律失常。其所含的维生素B族，可维护周围神经系统的健康，有预防和辅助治疗糖尿病周围神经病变的功效。

每 100 克可食用部分基本营养素	
营养成分	含量
热量	305 千焦
蛋白质	5.3 克
脂肪	2.1 克
碳水化合物	8.2 克
钠	462.1 毫克
钾	200 毫克

🍴 怎么搭最好

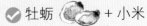

✅ 牡蛎 + 小米

牡蛎中缺乏色氨酸、蛋氨酸，搭配蛋氨酸和色氨酸含量较高的小米，能更好地发挥牡蛎的营养作用。

🍲 宜吃？忌吃？马上告诉你

❌ 牡蛎易引发过敏，因此慢性皮肤病患者应忌食。

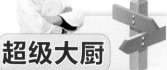

超级大厨 高血压吃货的逆袭

大厨支招

加清汤代替高汤

烹饪牡蛎萝卜丝汤时加入清水煮汤，不要用高汤，可减少油脂摄入量。

牡蛎萝卜丝汤

材料： 白萝卜 200 克，牡蛎肉 50 克。

调料： 葱丝、姜丝、盐、香油各适量。

做法：

1 白萝卜去根须，洗净，切丝；牡蛎肉洗净泥沙。

2 锅置火上，加适量清水烧沸，倒入白萝卜丝煮至九成熟，放入牡蛎肉、葱丝、姜丝煮至白萝卜丝熟透，用盐调味，淋上香油即可。

鲤鱼

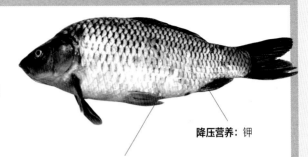

补充优质蛋白

最佳食用时间 三餐均可
推荐摄入量 80克

降压营养： 钾

性味归经： 性平，味甘，归脾、肾、肺经

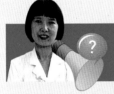

营养专家 吃对打赢降压战

⚠ 百分百推荐理由

鲤鱼可帮助高血压患者改善肌肉疲劳状况

鲤鱼含有丰富的钾离子，能够促进钠从尿液中排泄，同时钾还可以对抗钠升高血压的不利影响，可防护血管受到损伤，能够有效降低血压。此外还能增强肌肉的强度，帮助高血压患者改善肌肉疲劳状况。

鲤鱼可降低胆固醇与甘油三酯

鲤鱼的脂肪大部分是由不饱和脂肪酸组成，脂肪成液态，具有良好的降低胆固醇的作用，长期食用，不仅能增加营养，维护健康，还能防治冠心病。鲤鱼中的烟酸具有降低胆固醇与甘油三酯的功能，同时可以扩张血管，促进血液循环。

每 100 克可食用部分基本营养素	
营养成分	含量
热量	456 千焦
蛋白质	17.6 克
脂肪	4.1 克
碳水化合物	0.5 克
钠	53.7 毫克
钾	334 毫克

🥄 怎么搭最好

✅ 鲤鱼 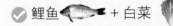 + 白菜

二者同食能提供丰富的蛋白质、碳水化合物、维生素 C 等营养物质。

🍲 宜吃？忌吃？马上告诉你

❌ 鲤鱼胆有毒，在食用前一定要去除，否则易引发中毒。

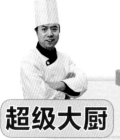

超级大厨 → **高血压吃货的逆袭**

大厨支招

清炖鲤鱼无须放鸡精

鱼虾本身就具有很好的鲜味，因此在烹饪时可不用放鸡精。本菜可用于脾胃虚弱、饮食减少、食欲不振、脾虚水肿等症状的高血压患者食用。

清炖鲤鱼

材料： 鲤鱼 1 条。

调料： 葱段、葱花、姜片、蒜片、盐、醋、料酒、植物油各适量。

做法：

1　将鲤鱼洗净，用盐腌渍 5~10 分钟。

2　锅内放少许植物油烧热，用葱花炝锅，然后加入适量水（能漫过鱼身即可），将鱼放入锅内，放入料酒、葱段、姜片、蒜片、醋，大火烧开。

3　转小火，慢炖 30 分钟左右即可。

三文鱼

使血压保持稳定

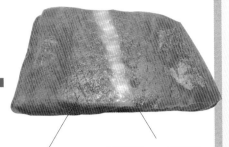

最佳食用时间 三餐均可
推荐摄入量 60~80克

性味归经： 性寒，味甘，归肾、肺经

降压营养： ω-3脂肪酸

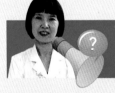 **营养专家** 吃对打赢降压战

 百分百推荐理由

三文鱼可使血压保持稳定

三文鱼中含有的 ω-3 脂肪酸，可以提升体内一氧化氮的水平，能更好地舒张血管平滑肌，使血液流通顺畅，从而降低血压。

三文鱼可增强血管弹性

三文鱼中含有丰富的 ω-3 脂肪酸，能降低血液中甘油三酯水平，并能升高高密度脂蛋白胆固醇，增强血管弹性。

 怎么搭最好

三文鱼 + 绿芥末

三文鱼性寒，搭配辛辣的绿芥末，可缓解寒凉。

每 100 克可食用部分基本营养素

营养成分	含量
热量	582 千焦
蛋白质	17.2 克
脂肪	7.8 克
碳水化合物	0 克
钠	63.3 毫克
钾	361 毫克

宜吃？忌吃？马上告诉你

✅三文鱼所含的 ω-3 脂肪酸是脑部、视网膜及神经系统必不可少的物质；三文鱼中含有强效抗氧化成分虾青素，能有效抗击自由基，延缓皮肤衰老。

❌三文鱼烹调时不宜烧得肉质过烂，八成熟即可，这样可保持鱼肉的鲜嫩。

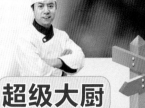

超级大厨　高血压吃货的逆袭

大厨支招

三文鱼蒸制时间不宜长

三文鱼的蒸制时间不宜长，以免失去鲜嫩的口感，影响营养的吸收。

清蒸三文鱼

材料： 三文鱼肉 300 克。

调料： 葱丝、姜丝、盐、香油各适量。

做法：

1 三文鱼肉洗净，切段，撒少许盐抓匀，腌渍 30 分钟。

2 取盘，放入三文鱼，放上葱丝、姜丝、香油，送入蒸锅大火蒸 5 分钟即可。

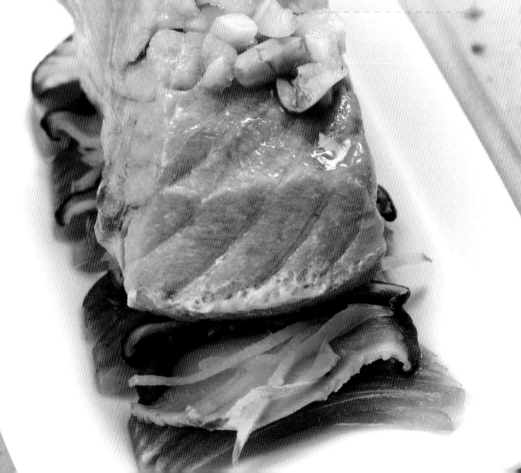

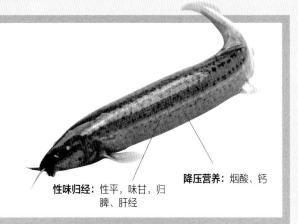

泥鳅

防止血管衰老，稳定血压

最佳食用时间 三餐均可
推荐摄入量 80克

性味归经： 性平，味甘，归脾、肝经

降压营养： 烟酸、钙

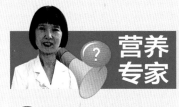

营养专家　吃对打赢降压战

百分百推荐理由

泥鳅可促进血液循环，降低血压

泥鳅中的烟酸，能够扩张血管，降低胆固醇，促进血液循环，降低血压。泥鳅还含有丰富的钙质，有利于尿钠的排泄，可稳定血压。

泥鳅可降低血脂浓度

泥鳅所含脂肪成分较低，胆固醇更少，且含有DHA和EPA，有利于增加血管的弹性，降低血脂浓度。

怎么搭最好

泥鳅 + 豆腐

二者同食可缓解消渴症状，具有很好的进补和食疗功用。

每100克可食用部分基本营养素	
营养成分	含量
热量	402千焦
蛋白质	17.9克
脂肪	2.0克
碳水化合物	1.7克
钠	74.8毫克
钾	282毫克

宜吃？忌吃？马上告诉你

泥鳅肉质细嫩，营养价值很高。其滑涎有抗菌消炎的作用，可治湿热黄疸、小便不利、病后盗汗等症。

服用螺内酯、氨苯蝶啶以及补钾药物时不宜食用泥鳅。

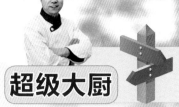

高血压吃货的逆袭

超级大厨

大厨支招

用了腐乳要减少盐用量

因腐乳含盐量较高，可适量减少盐的用量，避免钠的过多摄入，有利于高血压患者控制血压。

泥鳅炖豆腐

材料： 泥鳅 300 克，豆腐 150 克。

调料： 姜、蒜、葱、植物油、白腐乳各适量，盐 3 克。

做法：

1 将泥鳅处理干净，豆腐切块，腐乳加适量水捣碎成腐乳汁，将姜、蒜拍松。

2 将锅内加入少量植物油，放入姜、蒜煸香，盛出姜蒜油装碗备用。

3 另起锅倒进凉水，放入豆腐和泥鳅慢慢加火煮开，淋入姜蒜油、腐乳汁一起大火烧开转中小火慢炖 20 分钟左右，最后调盐，撒葱花即可。

海蜇

所含成分有助于控制早期高血压

最佳食用时间 三餐均可
推荐摄入量 40克

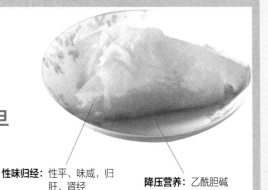

性味归经： 性平、味咸，归肝、肾经

降压营养： 乙酰胆碱

营养专家 ? 吃对打赢降压战

！ 百分百推荐理由

海蜇头提取液可减弱心肌收缩力，降低血压

海蜇头原液中有类似乙酰胆碱的物质，能减弱心肌收缩力，降低血压，对各期高血压均有良好的效果，尤其是对早期高血压疗效最佳。此外，海蜇还具有扩张血管的作用，可辅助降压。

海蜇能够促进胰岛素的正常分泌

海蜇中含有丰富的钙，具有刺激胰脏 β 细胞的作用，能够促进胰岛素的正常分泌，同时还能避免骨质疏松。海蜇中的不饱和脂肪酸，能降低血液中的胆固醇和甘油三酯，对预防心血管疾病、改善内分泌都起着关键的作用。

每 100 克可食用部分基本营养素	
营养成分	含量
热量	138 千焦
蛋白质	3.7 克
脂肪	0.3 克
碳水化合物	3.8 克
钠	325.0 毫克
钾	160 毫克

怎么搭最好

✔ 海蜇  + 木耳

二者搭配可润肠通便、嫩白美肤，并有降压的功效。

宜吃？忌吃？马上告诉你

✖ 新鲜海蜇不宜食用，因为新鲜的海蜇含水多，皮体较厚，还含有毒素。

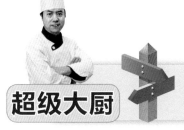

超级大厨　高血压吃货的逆袭

大厨支招

凉拌海蜇可不用放盐

海蜇本身就有鲜味，烹饪时还有酱油、醋等调料，所以在烹饪时可不用放盐。本菜有软坚消积、养阴止咳、润肠通便以及降压的作用，适合高血压患者食用。

凉拌海蜇

材料： 水发海蜇头 200 克。

调料： 醋 10 克，酱油、姜末各 5 克，香油 3 克，味精少许。

做法：

1. 取海蜇皮，放入清水浸泡 4~8 小时，再洗净，然后切成细丝，用冷开水洗涤 1~2 次，放在盆内。

2. 加入适量的酱油、醋、香油和少许味精调味，充分拌匀，即可食用。

金枪鱼

快速降低血压

最佳食用时间 三餐均可
推荐摄入量 每餐宜吃50～100克

性味归经： 性平，味甘、咸；
入肝，肾经

降压营养： 金枪鱼肽

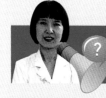

营养专家 吃对打赢降压战

百分百推荐理由

金枪鱼所含的金枪鱼肽有快速降低血压的作用

从金枪鱼中提取的金枪鱼肽经动物实验证明，具有快速降低血压的功效。

金枪鱼有助于增强智力、使人注意力集中

金枪鱼鱼背含有大量的 EPA，前中腹部含丰富的 DHA，是很好的健脑食品，可增强智力，延缓记忆力衰退；金枪鱼含丰富的酪氨酸，能帮助产生大脑的神经递质，使人注意力集中，思维活跃。

每 100 克可食用部分基本营养素

营养成分	含量
热量	790 千焦
蛋白质	27.1 克
脂肪	9.0 克
碳水化合物	0 克
钠	—
钾	—

怎么搭最好

☑ 金枪鱼 + 白兰地酒

烹调金枪鱼，可加入白兰地酒，既能去除鱼腥味，又能带出金枪鱼本身的鲜甜味道。

宜吃？忌吃？马上告诉你

☑ 金枪鱼可以与绿色蔬菜一起食用，味道更佳。

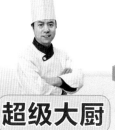

超级大厨　高血压吃货的逆袭

大厨支招

少放盐有利于控制血压

金枪鱼在腌渍后盐会渗入到鱼肉里，所以，高血压患者食用这道菜时要少放盐。

红烧金枪鱼

材料： 金枪鱼肉 400 克。

调料： 姜片、葱段、葱花各 5 克，盐 3 克，白糖、酱油、料酒各 10 克，胡椒粉少许。

做法：

1　将金枪鱼洗净，在鱼身两侧各剞 4 刀，用盐、料酒腌渍备用。

2　炒锅置火上，倒入植物油烧至八成热，下入金枪鱼煎至皮酥，捞起沥油待用。

锅内留底油，下入姜片、葱段炒香，注入适量水，放入金枪鱼烧沸，撇去浮沫，然后加入酱油、白糖，转小火烧至金枪鱼酥烂，再转大火收浓汤汁，撒上胡椒粉、葱花即可。

其他

莲子

扩张血管，降低血压

最佳食用时间 三餐均可
推荐摄入量 6~15克

性味归经： 性平，味甘、涩，归脾、肾、心经

降压营养： 生物碱

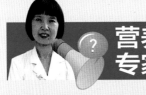

营养专家 吃对打赢降压战

百分百推荐理由

莲子具有较强的降压作用

莲子心中所含生物碱通过释放组织胺，使周围血管扩张，从而降低血压。

莲子具有显著的强心作用

莲子中含有丰富的钙，具有刺激胰脏 β 细胞的作用，能够促进胰岛素的正常分泌，同时还能避免骨质疏松。莲子心所含生物碱，具有显著的强心作用。

怎么搭最好

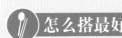

✅ 莲子 + 桂圆

吃桂圆等性热的食物易上火，搭配莲子同食，有清心泻火的作用。

每 100 克可食用部分基本营养素	
营养成分	**含量**
热量	1439 千焦
蛋白质	17.2 克
脂肪	2.0 克
碳水化合物	67.2 克
钠	5.1 毫克
钾	846 毫克

宜吃？忌吃？马上告诉你

✅ 莲子中所含的棉子糖，是一种低聚糖，是肠道益生菌的增殖因子，对提高机体免疫力、预防疾病有一定帮助。

❌ 莲子有收涩作用，大便干结难解或腹部胀满的人应忌食。

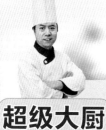

超级大厨　高血压吃货的逆袭

大厨支招

莲子做汤降血压、去心火

莲子有很好的去心火的功效，可以治疗口舌生疮，并有助于睡眠，并且有较强的降压作用，高血压患者常食可起到滋养补虚、降低血压的作用。

雪梨百合莲子汤

材料： 雪梨 2 个，百合 10 克，莲子 50 克，枸杞子少许。

调料： 冰糖适量。

做法：

1. 将雪梨洗净，去皮除核，切块；将百合、莲子分别洗净，用水泡发，莲子去心；枸杞子洗净，待用。

2. 锅置火上，放适量水烧沸，放入雪梨块、百合、莲子、枸杞子、冰糖，水开后再改小火煲约 1 小时即可。

枸杞子

滋阴潜阳、平肝降压

最佳食用时间 三餐均可
推荐摄入量 20克

性味归经： 性平，味甘，归肝、肾经

降压营养： 维生素、矿物质

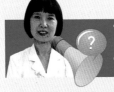

营养专家 吃对打赢降压战

百分百推荐理由

枸杞子可滋阴潜阳、平肝降压

　　枸杞子富含多种维生素和矿物质，有滋阴潜阳、平肝降压的作用，适用于肝肾阴虚型有头晕目眩症状的高血压患者。

枸杞子具有保护肝脏的作用

　　现代医学研究认为，枸杞子可抑制脂肪在肝细胞内的沉积、促进肝细胞再生，具有保护肝脏的作用。枸杞子含有丰富的胡萝卜素、维生素 B_1、维生素 B_2、维生素 C、钙和铁等，对眼睛很有好处。

每 100 克可食用部分基本营养素	
营养成分	含量
热量	1079 千焦
蛋白质	13.9 克
脂肪	1.5 克
碳水化合物	64.1 克
钠	252.1 毫克
钾	434 毫克

怎么搭最好

枸杞子 ＋ 鸡肉

　　年老体弱者宜把枸杞子和鸡肉搭配食用，具有益气血、补五脏的功效，能增强体质。

宜吃？忌吃？马上告诉你

　　❌枸杞子要常吃，但不可一次大量食用。

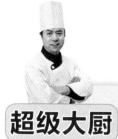

超级大厨　高血压吃货的逆袭

大厨支招

喝粥枸杞子也要吃掉

用枸杞子熬粥或煲汤，只饮汤粥并不能完全吸收枸杞子的营养，最好将枸杞子也一起吃掉，可以起到很好的降压效果。

山药枸杞子粥

材料： 山药 100 克，糙米 80 克，大米 20 克，枸杞子 5 克。

做法：

1　糙米淘洗干净，用水浸泡 2 小时；大米洗净，浸泡 30 分钟；山药洗净，去皮，切丁；枸杞子洗净。

2　锅置火上，加水烧沸，放入糙米、大米，大火煮沸后改小火熬煮至七成熟。

3　放入山药丁，熬煮软烂后，加入枸杞子即可。

大蒜

有助于血压正常化

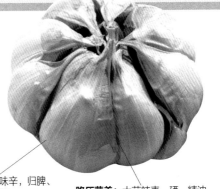

最佳食用时间 三餐均可
推荐摄入量 10~15克

性味归经： 性温，味辛，归脾、胃、肺经

降压营养： 大蒜辣素、硒、精油

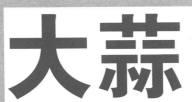 **营养专家** 吃对打赢降压战

百分百推荐理由

大蒜有助于血压正常化

大蒜所含大蒜辣素能降低血清和肝脏中的脂肪，使血压下降；大蒜中含有的硒，能防止血小板凝集，有助于血压正常化。

大蒜可有效地防止动脉硬化

大蒜所含的蒜素及由蒜素转变而成的二烯丙基二硫化物，可降低肝脏中用来促进胆固醇合成的酵素的作用，进而抑制胆固醇的形成，有效地防止动脉硬化。

每100克可食用部分基本营养素	
营养成分	含量
热量	527 千焦
蛋白质	4.5 克
脂肪	0.2 克
碳水化合物	27.6 克
钠	19.6 毫克
钾	302 毫克

怎么搭最好

✅ 大蒜 + 黄瓜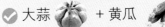

大蒜和黄瓜一同食用，具有很好的解毒杀菌作用。

宜吃？忌吃？马上告诉你

❌ 急性胃炎、胃溃疡和十二指肠溃疡患者忌食。

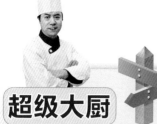

超级大厨　高血压吃货的逆袭

大厨支招

大蒜要提前15分钟切

大蒜要提前切，因为释放蒜素需要 15 分钟左右的时间，这样才能起到很好的降压作用。

蒜蓉蒸扇贝

材料： 扇贝 150 克，蒜蓉 30 克，干粉丝 5 克。

调料： 青椒粒、红椒粒、酱油、盐、植物油各适量。

做法：

1 扇贝洗净，取出贝肉，洗净泥沙；留一边扇贝壳，洗净，放入扇贝肉。

2 锅置火上，倒入适量植物油，待油温烧至五成热，放入蒜蓉炒成金黄色，加酱油和盐调成蒜蓉汁，盛出备用。

3 干粉丝用温水泡软，洗净，绕成粉丝卷，放在贝肉上，淋上蒜蓉汁，撒上青椒粒、红椒粒，送入烧开的蒸锅大火蒸 5 分钟即可。

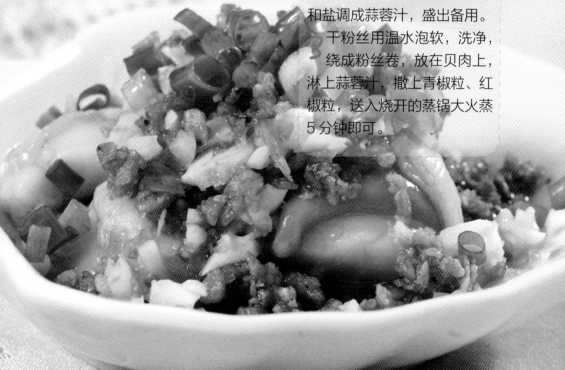

醋

可促进钠的排出

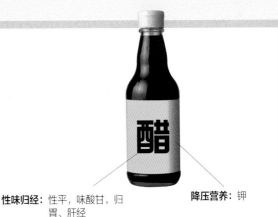

最佳食用时间　三餐均可
推荐摄入量　20克

性味归经： 性平，味酸甘，归胃、肝经

降压营养： 钾

营养专家

吃对打赢降压战

百分百推荐理由

醋可扩张和软化血管，降低血压

用醋做调味品可减少盐的用量。现在流行的水果醋含有丰富的矿物质钾，可以帮助身体排出多余的钠，有预防高血压的作用。

醋可抑制血糖上升

醋能促进糖和蛋白质的代谢，可防止肥胖；醋中的有机酸能够促进糖尿病患者体内糖类的排出，起到抑制血糖上升的作用。

怎么搭最好

 醋 ● + 排骨

烹制排骨时，加点醋可以使骨软化，促进骨中的矿物质的溶出。

每 100 克可食用部分基本营养素	
营养成分	含量
热量	130 千焦
蛋白质	2.1 克
脂肪	0.3 克
碳水化合物	4.9 克
钠	262.1 毫克
钾	351 毫克

宜吃？忌吃？马上告诉你

✅ 醋能促进新陈代谢，还能增加肠胃的蠕动。此外，醋还有利尿通便的功能，少量喝醋，可有效改善便秘。

❌ 服用磺胺类药物、抗生素及氧化镁、胃舒平等碱性药物时不要吃醋，否则会降低药效。

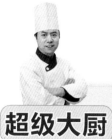

超级大厨 ▶ 高血压吃货的逆袭

大厨支招

做菜多加醋调味又降压

做菜时，多加些醋，既增加菜肴的风味，又可减少食盐的用量，醋还可以促进食物中钙的吸收。高血压患者常食醋有助于控制血压。

醋熘藕片

材料： 鲜藕 500 克。

调料： 花椒油、酱油、高汤、油、葱花、姜末、醋、盐、水淀粉各适量。

做法：

1. 鲜藕去皮，洗净，切片，略焯，待用。

2. 炒锅置火上，倒油烧热，放入葱花、姜末煸香，加盐、醋、酱油、高汤放入藕片翻炒，最后用水淀粉勾芡淋上花椒油即可。

绿茶

有助于血管健康

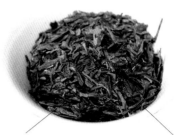

最佳食用时间 三餐均可
推荐摄入量 5~10克

性味归经: 性微寒、味甘、苦,归心、肺、胃经

降压营养: 儿茶素

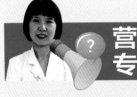

营养专家 吃对打赢降压战

百分百推荐理由

绿茶可避免血管收缩引起血压上升

绿茶中所含的儿茶素,对血管紧张素转换酶的活性有较强的抑制作用,促使舒缓激肽分泌较多,避免血管收缩引起血压上升。其所含的氨茶碱具有扩张血管的作用,有利于血压的稳定。

绿茶可提高心脏本身的功能

绿茶中含有的茶多酚、维生素C,有降血脂、抗凝血和促进纤维蛋白溶解的功效,扩张冠动脉,使血液充分输入心脏,提高心脏本身的功能。

每 100 克可食用部分基本营养素	
营养成分	含量
热量	1238 千焦
蛋白质	34.2 克
脂肪	2.3 克
碳水化合物	50.3 克
钠	28.2 毫克
钾	1661 毫克

怎么搭最好

✓ 绿茶 ＋ 柠檬

柠檬中的柠檬酸和维生素 C 能增加绿茶中儿茶素的效能,提高人体的免疫力。

宜吃? 忌吃? 马上告诉你

✗ 空腹时不宜饮用浓茶,否则会抑制胃液的分泌,导致食欲不振。

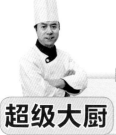

超级大厨　高血压吃货的逆袭

大厨支招

绿茶茶饮降压好

绿茶直接冲泡喝味道清香，加上也有降压功效的香蕉、酸奶做茶饮，不仅味道可口，而且还有润肠通便、排除毒素的功效，非常适合高血压合并肥胖患者食用。

绿茶香蕉饮

材料：香蕉 200 克，绿茶粉 15 克，脱脂酸奶 150 克。

做法：

香蕉去皮，切小块，与酸奶一同放入果汁机中搅打。

果汁打好后倒入杯中，加入绿茶粉调匀即可。

脱脂牛奶

有助于维持血压的稳定

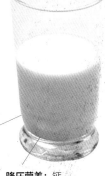

最佳食用时间 三餐均可

推荐摄入量 250克

性味归经： 性平，味甘，归肺、胃经

降压营养：钙

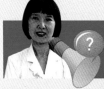

营养专家 吃对打赢降压战

！百分百推荐理由

脱脂牛奶有助于维持血压稳定

脱脂牛奶中含有丰富的钙质，研究表明，当一个人的血钠过高，血钙又过低时，血压就会明显上升。因此高血压患者经常饮用脱脂牛奶，有助于维持血压稳定。

脱脂牛奶可有效地降低血脂浓度

脱脂牛奶中含有的镁，能有效地降低血脂浓度，防止动脉硬化而保护心脑血管系统。此外，脱脂牛奶是高蛋白、低脂肪的食物，是高血压患者的健康饮食。

每 100 克可食用部分基本营养素

营养成分	含量
热量	138 千焦
蛋白质	2.9 克
脂肪	0.2 克
碳水化合物	4.8 克
钠	—
钾	—

怎么搭最好

 牛奶 + 蜂蜜

牛奶和蜂蜜中都含有丰富的矿物质，二者搭配，可产生酵素来分解体内有害菌，增强免疫力。

宜吃？忌吃？马上告诉你

✖不宜用牛奶送服药物，在服药前后 1 小时也不宜喝牛奶。

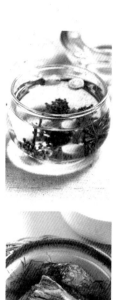
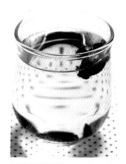
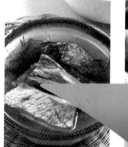

第 5 章

随手可得
的中药材
保健效果好

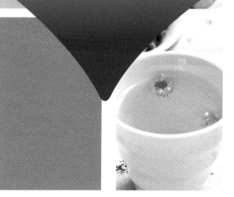
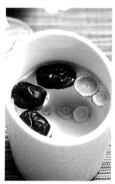
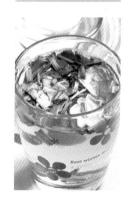

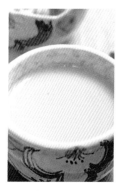
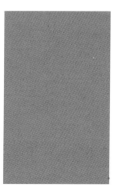

杜仲：对血压有双向调节作用

性味归经： 性温，味甘，归肝、肾经。 **外用：** 煎煮、泡酒或烧菜。

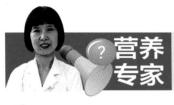

营养专家 保健知识

百分百推荐理由

杜仲中的有效成分对血压具有双向调节作用

杜仲含有木脂素类松脂醇二葡萄糖苷，对血压具有双向调节作用；丁香脂二葡萄糖苷亦有明显的降压作用。

杜仲具有防止肥胖及减肥作用

杜仲可降低人体皮下及内脏周围的中性脂肪及含量，具有减肥作用。此外，杜仲含有的多种不饱和脂肪酸，可预防脑梗死等多种心脑血管疾病。

宜吃？忌吃？马上告诉你

❌ 心烦易怒的阴虚火旺者应禁止服用。

降压食疗方

杜仲茶

材料： 杜仲 10 克，金樱子 6 克。

泡法：

将杜仲、金樱子一起放入杯中，冲入沸水，盖盖子闷泡约 8 分钟后饮用。

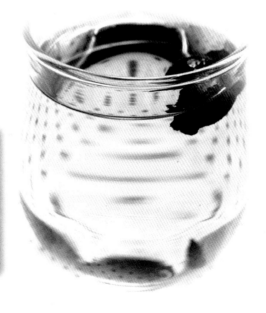

决明子：降低收缩压

性味归经： 性微寒，味甘、苦，归大肠经。　内服：煎汤或研末。　外用：研末调敷。

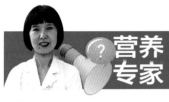

营养专家 ？ 保健知识

❗ 百分百推荐理由

决明子提取物能使收缩压、舒张压均明显降低

决明子的乙醇提取物可使自发遗传性高血压患者收缩压、舒张压均明显降低，尤其对于伴有烦躁、爱发火、头痛眩晕等情况的肝阳上亢型高血压患者，有明显的降压作用。

决明子对高血压兼有便秘者有益

决明子含有大黄素、大黄酚等有机成分，有助于排除胃肠积滞，因此特别适合高血压兼有便秘者服用。

宜吃？忌吃？马上告诉你

❌ 决明子含有促进子宫收缩的成分，因此患有妊娠期高血压的孕妇不要用决明子来降压。

降压食疗方

决明子荷叶茶

材料： 决明子 5 克，荷叶 3 克，乌龙茶 3 克。

泡法：

1. 将决明子放入锅中，上火炒干；荷叶切成丝。

2. 将决明子、荷叶丝、乌龙茶一起放入杯中，冲入沸水，盖盖子闷约 10 分钟后即可饮用。

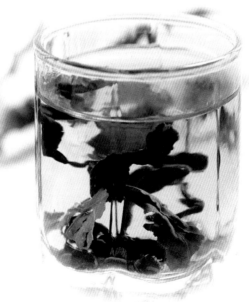

黄芪：有双向调节血压的作用

性味归经： 味甘，微温，归肺、脾经。　**内服：** 冲茶、煎汤或煮粥。

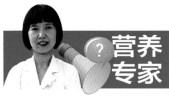 **保健知识**

百分百推荐理由

黄芪具有双向调节血压的作用

黄芪中含有降压成分 γ－氨基丁酸和黄芪皂苷甲，对低血压有升高作用，又可使高血压降低保持稳定，具有双向调节作用。

黄芪具有双向调节血糖的作用

黄芪中的黄芪多糖，既可防止低血糖，又能对抗高血糖，具有双向调节血糖的作用。此外，还能改善糖耐量异常，增强胰岛素的敏感性。

宜吃？忌吃？马上告诉你

❌ 有感冒发烧、胸腹满闷者不宜服用黄芪。

降压食疗方

黄芪红枣茶

材料： 黄芪 10～15 克，红枣 20 克，清水 2～3 碗。

泡法：
1. 红枣用温水泡发洗净，去核。
2. 黄芪和红枣用清水浸泡 20～30 分钟。
3. 锅内加入清水，放入红枣、黄芪，煮沸后转小火煮 20 分钟即可饮用。

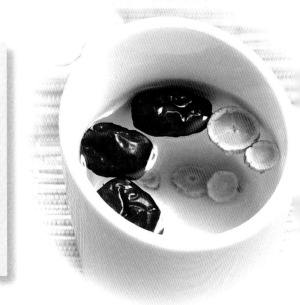

黄连: 降低血管阻力

性味归经: 味苦, 性寒, 归心、脾、胃、肝、胆、大肠经。 **内服:** 煎服或煮粥。

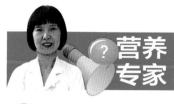

营养专家 保健知识

百分百推荐理由

黄连可降低收缩压和舒张压

黄连中的小檗碱能降低高甘油三酯和胆固醇水平, 扩张周围血管, 降低血管阻力, 对降低收缩压和舒张压有良好效果。

黄连具有双向调节血糖的作用

黄连中的黄连素具有恢复正常心律和增强心肌收缩力的双重作用。此外, 黄连中的小檗碱可帮助 2 型糖尿病患者降低血糖。

宜吃? 忌吃? 马上告诉你

❌ 黄连性苦寒, 久服伤胃, 因此不宜长期服用。

降压食疗方

黄连白头翁粥

材料: 白头翁 50 克, 黄连 10 克, 大米 30 克。

做法:

1. 将大米淘洗干净, 白头翁、黄连用清水洗净。
2. 将黄连、白头翁放入砂锅内, 加入适量清水煮沸, 去渣取汁。
3. 将锅中加入适量清水, 放入大米, 大火煮开, 小火熬至米开花, 然后加入药汁煮开即可。

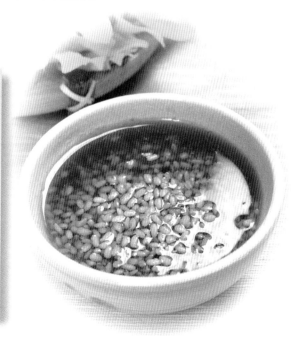

夏枯草：舒张血管，持久降压

性味归经： 味辛、苦，性寒，归肝、胆经。 **内服：** 煎煮。 **外用：** 煎水洗或捣敷。

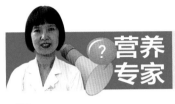

营养专家 保健知识

百分百推荐理由

夏枯草提取物可持久降压

夏枯草提取物对去甲肾上腺素引起的血管收缩有对抗作用，可以舒张血管，产生显著持久的降压作用，尤其适用于肝阳上亢型高血压。

夏枯草有抗炎作用

夏枯草有明显的抗炎作用，对痢疾杆菌、伤寒杆菌、霍乱弧菌、大肠杆菌、变形杆菌、绿脓杆菌和葡萄球菌、链球菌有抑制作用。

宜吃？忌吃？马上告诉你

❌ 夏枯草性凉，有的酒家常用夏枯草煲凉茶给顾客喝，"湿气"重、脾胃虚弱的人或患风湿的人喝了，就容易造成腹泻甚至加重病情。

降压食疗方

夏枯草茶

材料： 夏枯草 10 克。
泡法：
将夏枯草放入杯中，冲入沸水，盖盖子闷泡约 10 分钟后即可饮用。

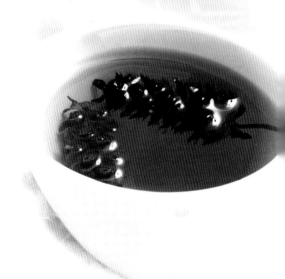

西洋参：有效调节血压

性味归经：味甘、微苦，性凉，归心、肺、肾、脾经。　**内服：**含服、茶饮或炖服。

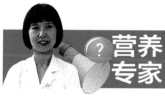

营养专家　保健知识

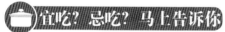

百分百推荐理由

西洋参具有调节血压的作用

西洋参具有调节血压的作用，可有效降低暂时性和持久性高血压，有助于高血压、心律失常、冠心病、急性心肌梗死、脑血栓等疾病的恢复。

西洋参可促进糖代谢和脂肪代谢

西洋参可以降低血糖，调节胰岛素分泌，促进糖代谢和脂肪代谢，对治疗糖尿病有一定辅助作用。西洋参还可以抗心律失常、强化心肌收缩能力。

宜吃？忌吃？马上告诉你

✖ 恶性肿瘤早期患者应慎用西洋参。

降压食疗方

西洋参茶

材料：西洋参片 3 克，三七 1 克。
泡法：
将西洋参片、三七一起放入杯中，倒入沸水，盖盖子闷泡约 8 分钟后即可饮用。

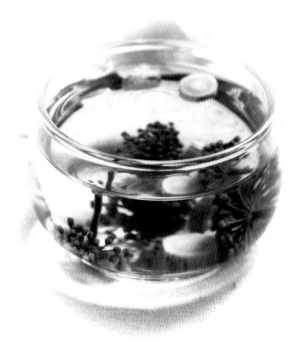

槐花：防止高血压引起的出血

性味归经： 味苦，性微寒，入肝、大肠经。　**内服：** 煎服。

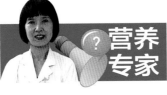

营养专家 保健知识

❗ 百分百推荐理由

槐花有改善毛细血管的功能

槐花中含有的芦丁，能改善毛细血管的功能，保持毛细血管正常的抵抗力，防止因毛细血管脆性过大，渗透性过高引起的出血、高血压、糖尿病。

槐花对动脉硬化有软化作用

槐花中的黄酮甙，能够降低血液中的胆固醇，对动脉硬化有软化作用，有效保护心脑血管系统，对糖尿病、视网膜炎有一定的防治作用。

🍲 宜吃？忌吃？马上告诉你

❌ 糖尿病、胃肠疾病患者及中老年人不宜过量食用。

降压食疗方

马齿苋槐花粥

材料： 鲜马齿苋 100 克，槐花 30 克，大米 100 克。

调料： 红糖 10 克。

做法：

1. 先将鲜马齿苋洗净，焯软，捞出沥干，切碎备用；将槐花洗净晾干，研成细末；大米淘洗干净。
2. 大米放入砂锅，加水，大火煮沸后，兑入槐花细末，并加入马齿苋碎末及红糖，再用小火煮沸即可。

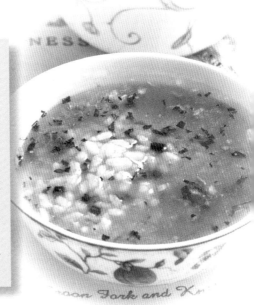

菊花：平肝明目，缓解头晕头痛

性味归经： 性微寒，味甘、苦，归大肠经。　**内服：** 制酒、煮。

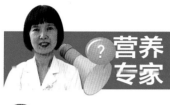 **营养专家** 保健知识

百分百推荐理由

菊花可缓解头晕头痛、心烦失眠等症状

菊花具有疏风散热、平肝明目的功效，适用于肝火亢盛型、阴虚阳亢型及肝肾阴虚型高血压，有效缓解头晕头痛、心烦失眠等症状。

菊花对高脂血症有一定的调脂作用

菊花中的黄酮类化合物，具有抑制血小板聚集的作用，还能降低总胆固醇、甘油三酯、低密度脂蛋白，对高脂血症有一定的调脂作用。此外，还能抑制体外血栓的形成。

宜吃？忌吃？马上告诉你

❌ 怕冷、手脚发凉、脾胃虚弱等虚寒体质者及容易腹泻者不宜经常饮用。

降压食疗方

菊花茶

材料： 菊花 5 克。
泡法：
将菊花放入杯中，倒入沸水，泡 3~5 分钟后即可饮用。

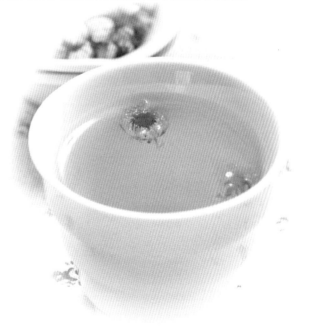

葛根：缓解高血压引起的头痛

性味归经：味甘、辛，性凉，归脾、胃经。　**内服：**泡茶、冲服或煮粥。

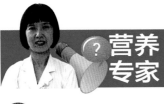 **营养专家** 保健知识

百分百推荐理由

葛根黄酮可降低血压，减慢心率

葛根中的总黄酮和葛根素，可明显扩张冠状动脉，降低血管阻力，降低血压，减慢心率，降低心肌耗氧量，对高血压引起的头痛、头晕、肢麻、耳鸣等症状有良效。

葛根可辅助治疗糖尿病、高脂血症

葛根中的葛根素有明显的降低血糖的作用。此外，葛根所含的黄酮类化合物能降低血清胆固醇、甘油三酯，降低血脂浓度，可辅助治疗糖尿病、高脂血症。

宜吃？忌吃？马上告诉你

❌ 葛根性凉，孕妇与脾胃虚寒者不宜服用，女性经期也应禁用。

降压食疗方

葛根茶

材料：葛根6克。

泡法：

将葛根放入保温杯中，倒入沸水，盖盖子闷泡约15分钟后即可饮用。

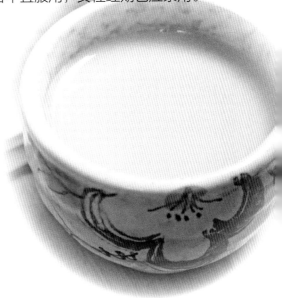

荷叶：扩张血管，降低血压

性味归经： 性微寒，味甘、苦，归大肠经。　**内服：** 冲茶、煎汤或煮粥。

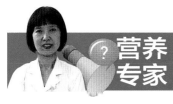

营养专家 保健知识

百分百推荐理由

荷叶碱可扩张血管，降低血压

荷叶中的荷叶碱可扩张血管，降低血压。荷叶还有清热平肝的功效，能改善高血压引起的头痛眩晕症状。

荷叶可预防血栓的形成

荷叶中富含的黄酮类物质，是大多数氧自由基的清除剂，可以增加冠脉流量，对实验性心肌梗死有对抗作用，对急性心肌缺血有保护作用。此外，还可降低血脂浓度，预防血栓的形成。

宜吃？忌吃？马上告诉你

✗ 身体虚的人、有消化道疾病的人不宜食用荷叶。

降压食疗方

荷叶柠檬苦瓜茶

材料： 荷叶干品10 克，柠檬草5克，苦瓜干品4片。

泡法：

1. 将荷叶、苦瓜清洗一下，把荷叶撕成小片。
2. 把全部材料放入杯中，倒入沸水，盖盖子闷泡约10 分钟后饮用。

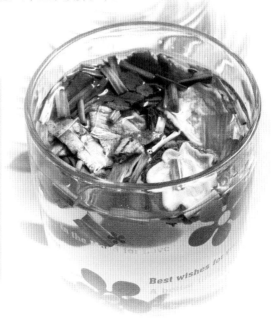

玉米须：利尿排钠，控制血压

性味归经：性平，味甘，入胃、肝、胆经。　**内服：**煎汤或研末。　**外用：**烧烟吸入。

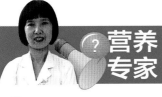

营养专家 保健知识

百分百推荐理由

玉米须可利尿排钠，控制血压

玉米须中含有丰富的钾盐，具有利尿的作用，可增加氯化物排出量，促进机体内钠的排出，减少细胞外液和血容量，有助于控制血压。

玉米须有辅助治疗糖尿病的作用

玉米须中的多糖能降低血糖，促进肝糖原的合成，其所含的皂苷类物质也有辅助治疗糖尿病的作用。

宜吃？忌吃？马上告诉你

玉米须性平和，无明显禁忌，一般人均可服用。

降压食疗方

玉米须排骨汤

材料： 玉米须 50 克，猪排骨 200 克。
调料： 葱段、姜片各 5 克，盐 3 克。
做法：

1. 玉米须去杂质，洗净；排骨清洗干净，在水中浸 10 分钟左右，去血水，剁成小块备用。
2. 排骨放入砂锅内，加水，放入葱段和姜片，大火烧沸，放入玉米须，转小火煲 2 小时左右，煲熟后去掉葱段和姜片，加盐即可。

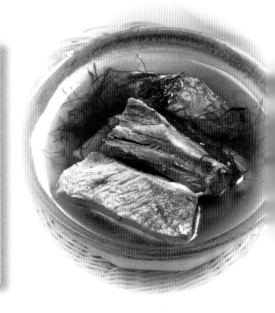

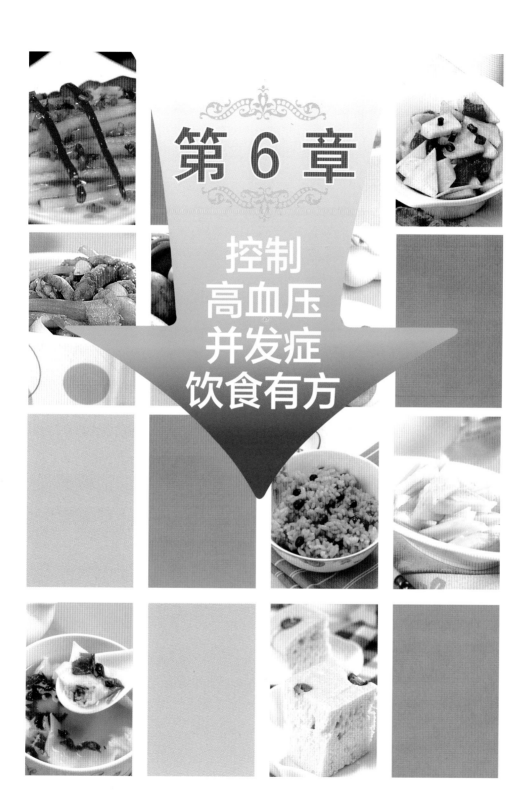

第6章

控制
高血压
并发症
饮食有方

高血压合并糖尿病

营养专家给的饮食忠告

🍽 严格控制总热量

制定每天应摄取的总热量，科学计算，使摄入和消耗的热量达到平衡。全天总热量摄入应控制在 84~105 千焦（20~25千卡）/ 千克标准体重。

🍽 少食多餐、不要并餐

餐后血糖较高者可在总热量不变的前提下安排 4~5 餐，这样可保证餐后血糖不会升得太高。千万不要几餐并成一餐吃，也不要暴饮暴食，否则会造成血糖值急剧上升，给胰腺带来负担。

🍽 限盐

食盐在人体内含量过多，就会增加血容量和血液黏稠度，使血管收缩，血压升高。每天食盐的摄入量应控制在 5 克以下，限盐还应包括含盐的调味品，如酱油、酱、醋、海产品等。

🍽 减少脂肪的摄入

少吃含动物脂肪和胆固醇高的食物，如猪肝、牛肝、牛油、猪油、羊油、奶油、蛋黄、鱼子及动物脑、肾、肠等。每天烹调用油不超过 25 克，有条件的可以选用橄榄油、山茶油等油脂。

🍽 多吃蔬菜

新鲜蔬菜含有大量维生素和膳食纤维，可以防治血管硬化，保持大便通畅，每天蔬菜的摄入量不少于 500 克，糖尿病合并高血压的患者应多吃白菜、生菜、菠菜、豌豆苗、西蓝花、四季豆、茄子、番茄、洋葱等蔬菜。

🍽 不宜过量吃水果

大部分水果含糖量远远高于蔬菜，吃后会使血糖迅速升高，对控制血糖十分不利。糖尿病合并高血压患者要少吃这些水果：甜瓜、葡萄、桂圆、榴莲、荔枝、杨梅、香蕉、甘蔗、红枣、柿子等。

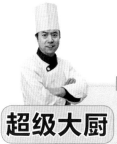

超级大厨　高血压吃货的逆袭

大厨支招

薯类切大块有利控制血糖

糖尿病患者在食用薯类、蔬菜等的时候，不要切得太小或制成泥状，因为切得越细碎，升糖指数越高，不利于血糖的控制。

番茄炒山药

材料： 山药 400 克，番茄 200 克。

调料： 葱花、姜末各 5 克，盐 4 克，味精适量。

做法：

1 山药去皮洗净，切菱形片；番茄洗净，入沸水锅中烫一下，捞出去皮，切小块。

2 锅内加水烧开，将山药片焯水，捞出。

3 锅置火上，放油烧热，爆香葱花、姜末，先放入番茄块翻炒，再加山药和味精、盐，炒匀装盘即可。

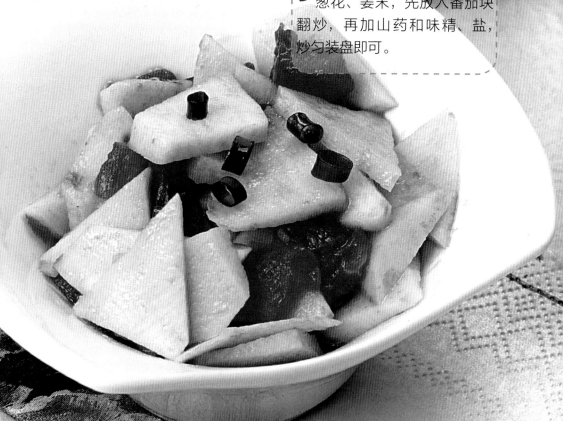

高血压合并血脂异常

营养专家给的饮食忠告

控制总能量的摄入

总能量的摄入不宜过高，以维持理想体重为原则。主食每天吃200~250克，不吃甜食，适量吃些鱼、禽类、蔬菜和豆制品。

避免高脂肪、高胆固醇食物的摄入

尽量不吃肥肉、动物脂肪、动物内脏、蟹黄、鱿鱼等高脂肪、高胆固醇食物。

饮食宜清淡

避免重油、煎烤、油炸和口味过咸的食物。

晚餐要少吃

每餐不能吃得过饱，晚餐尤其要少吃。

常吃富含钾、钙的食物

常吃紫菜、海带、土豆、豆制品、蘑菇、香蕉等富含钾、钙的食物，以促进体内钠的排泄，有利于血压稳定。

控制盐的摄入量

每天盐的摄入量应少于3克。

忌酒

酒精可使高血压和高血脂的病情加重，所以酒不喝为好。

吃鸡蛋要适量

高胆固醇血症患者每周可以吃2~3个整鸡蛋，高甘油三酯症患者每天可以吃1个整鸡蛋。

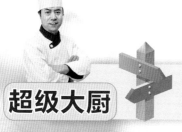

超级大厨　高血压吃货的逆袭

大厨支招

炝锅不宜多放油

炝锅时不宜放过多油，以免摄入过多的脂肪，高血压合并血脂异常患者食用炝锅面不仅可增加营养，还有利于调节血脂。

炝锅面

材料： 挂面 150 克，瘦猪肉 50 克，黄豆芽、小油菜各 50 克。

调料： 葱花、姜末、酱油、淀粉、鸡精、植物油各适量。

做法：

1. 瘦猪肉洗净，切丝，放入酱油和淀粉抓匀，腌渍 15 分钟；黄豆芽、小油菜择洗干净。

2. 锅内倒入植物油，炒香葱花、姜末，倒入猪肉丝略炒，加清水煮沸，下挂面煮熟，放黄豆芽和小油菜煮 2 分钟，放鸡精即可。

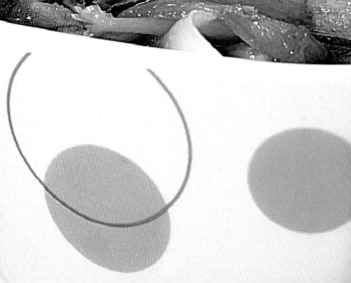

高血压合并肥胖

营养专家给的饮食忠告

🍱 控制每日总能量的摄入

控制每日总能量的摄入，使摄入的能量比消耗的能量少。

🍱 多吃些增加饱腹感的食物

主食可适量吃些富含膳食纤维的粗粮，能增加饱腹感，减少能量的摄入。

🍱 少吃甜食和富含脂肪的食物

不喝酒和甜饮料，少吃甜点、糖果、蜜饯等甜食，少吃肥肉、肥禽、动物油、黄油、奶油等富含脂肪的食物。

🍱 宜采用健康的烹调方法

宜采用蒸、煮、烧、炒、拌等方法烹调食物，禁用油煎炸、腌熏等烹调方法。

🍱 少量多餐

少量多餐，细嚼慢咽，每餐时间不少于 20 分钟，每顿饭以吃"半饱"为好。

🍱 饭前吃低糖水果

饭前可吃一些低糖水果，然后再吃饭，能减少进食量。

🍱 适量食用含优质蛋白质的食物

含优质蛋白质的低脂奶、鱼、瘦肉、禽类等食物要适量，不能不吃，以防止免疫功能下降。

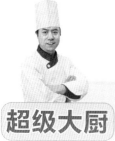

 超级大厨 高血压吃货的逆袭

大厨支招

玉米面熬粥增加饱腹感

玉米面熬粥既少盐又低脂，而且玉米面熬粥增加饱腹感，减少能量的摄入，适合高血压合并肥胖患者食用。

玉米面粥

材料： 玉米面 50 克。

做法：

1　将玉米面放碗中，加入开水搅打成糊待用。

2　锅中放水煮沸，加入玉米面糊，煮至黏稠即可。

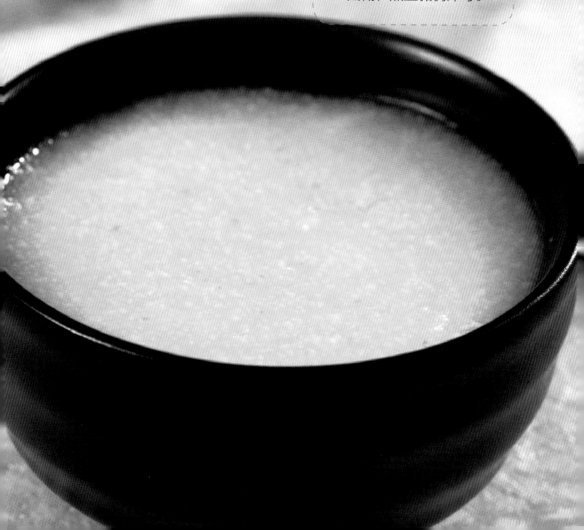

高血压合并冠心病

营养专家给的饮食忠告

🍽 总能量的摄入不宜过高

控制总能量的摄入，将体重保持在正常范围内。

🍽 低脂饮食

少吃或不吃肥肉、黄油、猪油等含动物脂肪的食物。

🍽 饮食清淡

每日盐的摄入量在 3 克以下。

🍽 限制胆固醇的摄入

每天胆固醇的摄入量应少于 300 毫克。每天应吃半个蛋黄或每两天吃一个蛋黄，不能一天吃数个鸡蛋。心、脑、肝、肾等富含胆固醇的食物也要少吃或不吃。

🍽 适量多吃海鱼

每周吃 1~2 次海鱼，海鱼的脂肪中含有多不饱和脂肪酸，能够影响脂质代谢，降低血清胆固醇和血清甘油三酯以及低密度脂蛋白和极低密度脂蛋白，从而保护心血管，防治冠心病。

🍽 晚餐不宜过饱

晚餐不要吃得过饱，以减轻心脏负担。

🍽 多吃新鲜蔬菜、粗粮和豆制品

适量多吃些新鲜蔬菜，每天不少于 500 克，并应以红、黄、绿色的蔬菜为主。

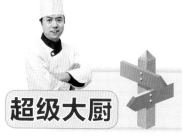

超级大厨 高血压吃货的逆袭

大厨支招
浸泡红豆的水一同蒸饭
浸泡红豆的清水不宜扔掉，宜倒入锅中一起蒸饭，能较好地保存红豆的营养。

红豆饭

材料： 大米 75 克，红豆 25 克。

做法：

1 大米淘洗干净。

2 将大米和浸泡好的红豆倒入电饭锅中，加入适量清水，盖上锅盖，按下"蒸饭"键，蒸至电饭锅提示米饭蒸好即可。

高血压合并肾功能减退

营养专家给的饮食忠告

🍲 控制蛋白质的摄入量

要根据血肌酐和尿内生肌酐清除率的检验结果来具体确定每天蛋白质的摄入量，一般为每天 30～50 克。蛋白质宜摄入优质且生理价值高的动物性蛋白质食物，如鱼肉、瘦肉、鸡蛋白、乳制品等。

🍲 保证所需的能量

在限制蛋白质摄入量的同时，要保证摄入一定量的碳水化合物和脂类，以提供所需的能量。

🍲 限量食用豆制品

豆浆、豆腐等豆制品应在营养师的指导下限量食用。

🍲 饮食清淡、少盐

食物种类宜多样，避免进食油炸及烟熏食物。避免食用一切用盐腌渍的食物，如酱菜、咸肉等，加工及腌制罐头含钠盐量也很多，并要避免加碱制作的馒头、糕点、饼干、挂面等。

🍲 减少钾的摄入量

如有血钾高的情况，避免食用钾离子含量高的蔬菜水果，并避免生食蔬菜。烹调时，蔬菜先用开水烫过、去掉汤汁再用油炒，可减少钾的摄入量。

🍲 不宜摄入过多水分

如果有水肿，要避免喝大量的水，可以用冰水漱口，嚼口香糖或挤一点柠檬汁以减少口渴的感觉，减少喝水量。

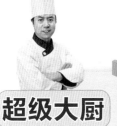

超级大厨 → 高血压吃货的逆袭

大厨支招

芹菜焯后炒减少钾的摄入

在烹调芹菜前，先放入沸水中焯透再炒，可减少钾的摄入量，适合高血压合并肾功能减退患者食用。

芹菜炒土豆片

材料： 芹菜250克，土豆100克。

调料： 葱花、花椒粉、盐、鸡精、植物油各适量。

做法：

1. 芹菜择洗干净，切段，入沸水中焯透；土豆去皮，洗净，切片。

2. 炒锅置火上，倒入植物油，待油烧至七成热，加葱花、花椒粉炒出香味。

3. 倒入土豆片翻炒均匀，加适量清水烧熟，放入芹菜段翻炒均匀，用盐和鸡精调味即可。

高血压合并痛风

营养专家给的饮食忠告

🍽 多选嘌呤含量低的食物

日常饮食应多选用蔬菜、鲜果、奶等嘌呤含量低的食物。禁止食用动物内脏及沙丁鱼、鲤鱼、凤尾鱼、鲭鱼、小虾、肉汁或肉汤等含嘌呤高的食物，适量选用瘦肉、豆类等嘌呤含量中等的食物。

🍽 饮食清淡，少量盐和油

每日盐的摄入量应少于 3 克。日常饮食中要避免食用肥禽、肥肉及一切脂肪含量高的食物。

🍽 控制体重

肥胖和超重是高尿酸血症的危险因素，肥胖者要从控制能量和增加活动入手，使体重接近或达到标准体重。体重以每月减少 0.5~1.0 公斤为宜。

🍽 选用健康的烹饪方法

烹调方法宜采用煮、炖、汆等方法，避免煎炸，以免油脂过高。

🍽 忌酒

避免饮酒，尤其是啤酒。

🍽 多喝水

每天饮水量最好在 3000 毫升以上，这样有利于尿酸的排出，并能有效防止肾结石的发生。

🍽 控制蔬菜的摄入量

每日蔬菜的摄入量应不少于 500 克，还应适量吃些新鲜蔬菜和水果。

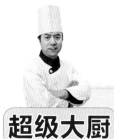

超级大厨 高血压吃货的逆袭

大厨支招
冬瓜有助控制体重

冬瓜含有内醇二酸，所以可防止人体发胖，对高血压合并痛风患者控制体重有很好的效果。

凉拌冬瓜

材料: 冬瓜 250 克。

调料: 香菜、盐、鸡精、白糖、醋、辣椒油各适量。

做法:

1 将冬瓜去皮，除去瓤和子，洗净，切丝；香菜择洗干净，切末。

2 取小碗，加盐、鸡精、白糖、醋和少许辣椒油拌匀，制成调味汁。

3 取盘，放入冬瓜丝，淋上调味汁拌匀，撒上香菜末即可。

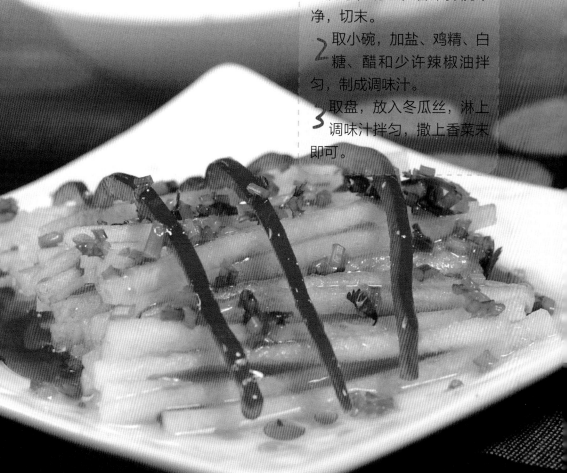

高血压并发中风

营养专家给的饮食忠告

🍽 多吃高钾食物

高钾食物能减少体内钠水潴留，降低血容量，降低血压，防止出血性中风的发生。富含钾的食物有黄豆、糙米、香菇、金针菇、杨桃、桃、橙子、柚子、空心菜、南瓜、菠菜等。

🍽 多食富含类黄酮与番茄红素的食物

类黄酮与番茄红素对防止血管狭窄和血凝块堵塞脑血管有积极作用。富含类黄酮与番茄红素的食物有：胡萝卜、南瓜、番茄、洋葱、香菜、辣椒、苹果、红葡萄、草莓、西瓜、柿子、甜杏等。

🍽 补充优质蛋白

蛋白质食物摄入量不足或质量欠佳，会使血管脆性增加，易引起颅内微动脉瘤破裂出血。富含优质蛋白质的食物有：鱼肉、鸡肉、鸭肉、鸽肉等。

🍽 营养均衡

均衡地摄取五谷根茎类、肉鱼蛋类、奶类及其制品、蔬菜、豆类、水果及油脂类等食物，才能充分获得各种营养素。

🍽 增加膳食纤维的摄入

富含膳食纤维的食物有：各种蔬菜、水果、糙米、全谷类及豆类，膳食纤维可帮助排便、预防便秘、稳定血糖及降低血胆固醇。

🍽 少吃甜食

甜食含糖量高，容易促进动脉硬化。因此，应禁食精制糖、甜食、含糖饮料及纯糖制品。

🍽 不宜大量饮酒

高血压中风者一般不建议饮酒。如一定要喝，则建议首选红酒，并且每日酒精摄入应不超过 25 克。

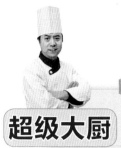

超级大厨　高血压吃货的逆袭

大厨支招

玉米面蒸发糕预防便秘

玉米含钾较高，用玉米面蒸发糕可降低血压，防止出血性中风的发生；玉米还富含膳食纤维，可帮助高血压并发中风患者预防便秘。

玉米面发糕

材料：面粉 250 克，玉米面 100 克，无核红枣 30 克，葡萄干 15 克，干酵母 4 克。

做法：

1. 干酵母化开，加面粉和玉米面揉成团，醒发，搓条，分割成剂子，分别搓圆按扁，擀成圆饼

2. 面饼放蒸屉上，撒红枣片，将第二张擀好的面饼覆盖在第一层上，再撒一层红枣片，将最后一张面饼放在最上层，分别摆红枣片和葡萄干

3. 生坯放蒸锅中，醒发 1 小时，再开大火烧开，转中火蒸 25 分钟即可。

大厨支招
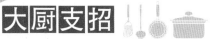

馄饨皮捏口处涂少许清水

馄饨皮包入馅料封口时，宜在面皮的捏口处涂少许清水，这样面皮会捏合得比较牢，煮的过程中不易散开，避免营养的流失。

虾肉馄饨

材料： 馄饨皮300克，虾仁150克，韭菜100克，紫菜5克。

调料： 香菜末、葱末各10克，盐2克，花椒粉、鸡精各1克，料酒、生抽各3克，香油少许。

做法：

1 韭菜择洗干净，切末；虾仁挑去虾线，洗净，剁成虾泥，加韭菜末、葱末、花椒粉、料酒、生抽、香油、鸡精，朝一个方向搅打至上劲，制成馄饨馅。

2 取馄饨皮，包入适量馄饨馅，制成馄饨生坯；取碗，放入盐、香菜末、紫菜、香油。

3 汤锅置火上，倒入适量清水烧沸，放入馄饨生坯煮开后再煮8～10分钟，连汤盛入碗中即可。

生活调养

Q1 | 高血压患者如何安排好自己的休息和睡眠?

1. 中午小睡。高血压患者辛苦工作一上午并吃过午饭后,可以稍微活动一下,然后小睡半小时至1小时。

2. 晚餐宜少。晚饭不宜吃得过多,要吃些易消化的汤、粥类食物,睡前适量饮水。

3. 娱乐有节。睡觉前不宜进行各种娱乐活动。平时也应该节制参加那些以输赢为目的的游戏,防止任何的情绪激动。

4. 睡前烫脚。按时睡觉,上床前最好用温热水烫烫脚,按摩一下双脚心,舒服解乏。

5. 充足睡眠。每天保证6~8小时睡眠。

6. 缓慢起床。早晨醒来后不要急于起床,翻翻身,伸伸懒腰,活动一下四肢和头部,然后在床上坐一会儿,再下床。

7. 排便通畅。多吃含粗纤维的食物,注意多饮水,预防便秘。上厕所时要轻缓,不要用力憋气,必要时要找些润滑剂帮忙,保证顺利排便。

Q2 | 高血压患者如何应对鼻出血?

急性鼻出血是高血压患者常见的并发症之一,如遇干燥的季节或气候,更加大了鼻出血的概率。高血压患者在发生鼻出血后,应注意以下几点:

1. 局部止血。此时高血压患者应取坐位,稍微后仰头部,用毛巾浸透冷水后敷鼻部和前额,使局部血管收缩来止血,并同时用手指紧捏两侧鼻翼10~15分钟。如松指后仍出血,可用浸有0.1%肾上腺素或1%麻黄素生理盐水的棉球,塞入鼻腔内止血。

2. 降低血压。使用降压药降低血压也有于助止血,但必须使用可以使血压缓慢下降的降压药,以防降压过快导致发生心脑血管意外。

3. 避免紧张。否则会使血压急剧升高,加重出血。

4. 及时就医。如果鼻出血量较多、时间较长且难以止住,应立即就医。

按揉劳宫穴

快速取穴：握拳，中指尖所指处。

按摩方法：用拇指指腹反复按压或按揉双手的劳宫穴；或两手握拳，以中指尖按压此穴；或两手间夹一个核桃或钢球之类的东西，使其在劳宫穴上旋转按摩。

取穴原理：有清肝降压的功效，适合肝火较盛的高血压患者。

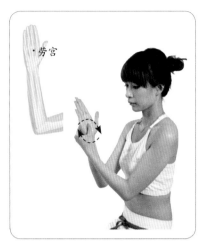

推按涌泉穴

快速取穴：抬起脚，脚趾弯曲，足底最凹陷处。

按摩方法：足浴后取坐姿，用两手拇指指腹自双脚的涌泉穴推至足跟部，推按至局部出现热感后即可，每日一两次。

取穴原理：可调节大脑皮层功能，改善大脑血液循环，使微血管扩张，降低血压。

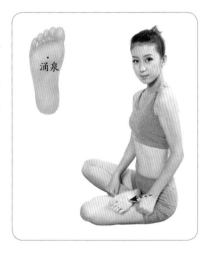

捏揉合谷穴

快速取穴：将拇指、食指并拢，肌肉隆起的最高点。

按摩方法：用食指、拇指夹住合谷穴捏揉，捏揉时缓缓呼气，吸气时手不要动。每侧每次按揉2~3分钟，左右各4~5次。

取穴原理：抑制脑神经兴奋，以达到降低血压的目的。

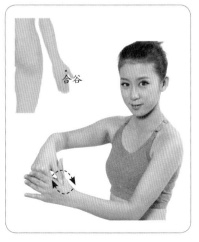

耳穴按摩降压方法

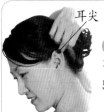

耳尖

1

动作

在耳尖部位按压
50~60次。

耳尖： 在耳郭的上方，当折耳向前，耳郭上方的尖端处。

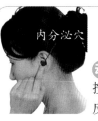

内分泌穴

2

动作

按压耳部的内分泌
反射区50~60次。

内分泌穴： 位于三角窝前1/3的中下部。

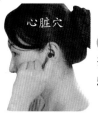

心脏穴

3

动作

按压耳部的心脏穴
50~60次。

心脏穴： 在耳甲腔正中凹陷处。

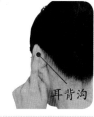

4

动作

用指甲推耳背
沟30~50次。

耳背沟

耳背沟： 在耳背对耳轮沟和对耳轮上下脚沟处。

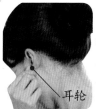

5

动作

用力提捏耳轮20~
30次。

耳轮

耳轮： 耳郭边缘向前卷曲的部分。

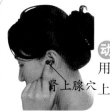

6

动作

用指甲推耳部的肾
上腺穴30~40次。

肾上腺穴

肾上腺穴： 位于耳屏下缘的稍内侧。

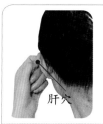

7

动作

点掐耳背部的肝
穴30~50次。

肝穴

耳背肝穴： 位于耳轮结节处。

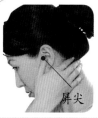

8

动作

在屏尖部位点掐
20~30次。

屏尖

屏尖： 在外耳门前方呈瓣状的软骨隆起部分上缘。

健康用药

Q1 | 无症状的高血压患者需要服用降压药吗?

高血压患者有无症状,往往因血压水平、个体耐受性及器官损害程度不同而有很大的差别。有些高血压患者血压水平很高,但由于其个体耐受性大而表现不出明显的症状。但是,无症状不等于高血压对器官没有损害,长期高血压而又得不到有效的控制,年龄较轻的高血压患者也容易合并冠心病、脑卒中、肾功能衰竭等。因此,建议大家都能定期测量一下血压,无症状的高血压患者也应接受服药治疗,尽可能地使高血压合并症不发生或晚发生。

Q2 | 降压药不宜和哪些常用药合用?

1. 消炎止痛药布洛芬、硝苯地平、扶他林等与依那普利、血管紧张素转换酶抑制剂卡托普利、苯那普利(洛汀新)、利尿剂吲哚帕胺等药合用时会降低降压的效果。
2. 服用抗结核药物利福平时,会影响钙拮抗剂的降压效果。
3. 患有忧郁症的患者服用三环类抗抑郁药多虑平,会抑制降压药利血平、可乐定的降压疗效。
4. 抗心律失常药物,如奎尼丁、慢心律等都会减慢心律,而抗高血压药物 β - 阻滞剂氨酰心胺、倍他乐克和钙拮抗剂缓释异博定、恬尔心等也都会对心脏传导有抑制作用,故不宜合用。

Q3 | 夏季高血压患者为什么要减少服药剂量?

由于夏季皮肤血管扩张,血压就会降低,与冬季相比,普遍要下降 12 (收缩压) / 6 (舒张压) 毫米汞柱。这是因为冬天温度下降,人体肾上腺素水平升高,肾上腺素又能使心律加快、心输出量增加,这样就会导致血压升高。而夏天外界环境炎热,体表血管舒张,阻力下降,血流增加,同时也由于夏天出汗、血容量下降等原因使血压下降。所以,夏季高血压患者要减少服药剂量。

高血压患者关心的问题

饮食细节

Q1 为什么高血压患者夏天不渴时也要补水？

盛夏时节，由于出汗多，血液易浓缩，人在睡眠或安静等血流缓慢的情况下，容易形成血栓。因此，高血压患者发生脑血管栓塞、心肌梗死的比例要明显高于其他人。所以，高血压患者在夏季要特别重视补充足够的水分，以稀释血液，降低血栓形成的危险。

Q2 为什么高血压患者要远离咖啡？

因为咖啡中的咖啡因能使血压上升5～15毫米汞柱，如原来血压为120/60毫米汞柱，喝完咖啡后，可能上升至135/75毫米汞柱，而血压如果超过140/90毫米汞柱对健康就有不利影响。所以高血压患者应远离咖啡，尤其是在情绪紧张时，更不能用咖啡缓解情绪，这样做会使血压升高得更多。因为咖啡因加上情绪紧张，就会产生危险性的相乘效果。所以高血压患者不宜喝咖啡，更不宜在情绪紧张时喝咖啡。高血压的危险人群尤其应避免在工作压力大的时候喝含咖啡因的饮料。

Q3 为什么高血压患者要少吃发酵面食？

因为发酵面食里都放碱，食用碱的主要成分是碳酸钠或碳酸氢钠。如果高血压患者以发面食品做主食，仍然不能避免或减少机体对钠盐的摄入，比如吃250克加碱馒头相当于增加了2克盐，如果一个人每天吃8两(400克)馒头，无形之中就增加了3.2克的盐。所以，高血压患者不宜常食发面食品。

手部按摩降压方法

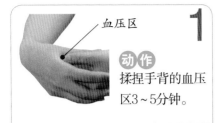

血压区

动作 揉捏手背的血压区3~5分钟。

血压区： 位于双手手背食指下方到腕部，呈一狭长带状。

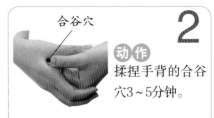

合谷穴

动作 揉捏手背的合谷穴3~5分钟。

合谷穴： 位于手背第一、第二掌骨之间，约平第二掌骨中点处。

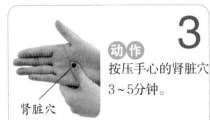

肾脏穴

动作 按压手心的肾脏穴3~5分钟。

肾脏穴： 位于双手手掌中指下手心穴与三焦区穴点中间。

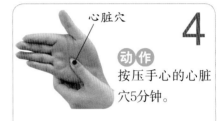

心脏穴

动作 按压手心的心脏穴5分钟。

心脏穴： 位于掌侧横纹上2寸，掌长肌腱与桡侧屈肌腱之间。

足底按摩降压方法

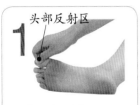

头部反射区

足底头部反射区：位于双脚拇趾末节掌面的全部。右大脑半球的反射区在左脚上；左大脑半球的反射区在右脚上。

动作 揉足底的头部反射区2~3分钟。

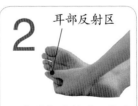

耳部反射区

足底耳部反射区：位于双脚第四脚趾与第五脚趾根部中间（包括脚底和脚背两个位置）。右耳反射区在左脚，左耳反射区在右脚。

动作 按压足底的耳部反射区2~3分钟。

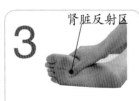

肾脏反射区

足底肾脏反射区：位于双脚脚掌第一跖骨与跖趾关节所形成的"人"字形交叉后方中央凹陷处。

动作 推足底的肾脏反射区2~3分钟。

高血压的按摩疗法

　　适用于高血压患者的按摩疗法较多，它们简单易学，便于应用，安全可靠，不但可以有效地缓解高血压带来的各种不适，还能起到缓慢降压的功效。高血压患者若能长期坚持进行一些保健按摩，有助于血压的稳定。

躯体按摩降压方法

点按曲池穴

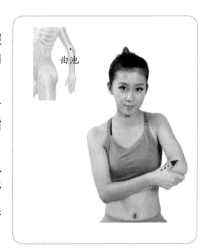

快速取穴： 取该穴时采用正坐侧腕的取穴姿势，曲肘，横纹尽处，即肱骨外上髁内缘凹陷处。

按摩方法： 用右手拇指尖点按左手臂曲池穴 1 分钟，然后换左手拇指点按右手臂曲池穴 1 分钟。

取穴原理： 按压曲池穴可增强心肌收缩力，并可减缓心率。对血管舒缩功能有调节作用，轻刺激可引起血管收缩，重刺激多引起血管扩张。

按压太冲穴

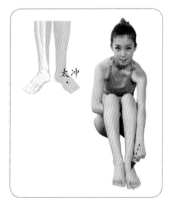

快速取穴： 在足背部，第一、第二跖骨结合部之前凹陷处。

按摩方法： 用拇指或食指指腹按压太冲穴 1 分钟，以有酸、胀、痛感为度。

取穴原理： 高血压患者生气或情绪激动时可以坐下来按摩一下太冲穴，能起到"消气"的作用。

Q1 | 高血压患者如何进行心理调节?

1.避免心理负担过重。高血压患者若能在药物治疗的同时避免增加心理负担,改变生活方式,进行自我安慰,病情是可以控制的,并发症也是可以减少的。

2.克服紧张情绪。高血压患者的情绪变化常常会导致血压不同程度的波动。而做一些手工,如编织、缝纫、雕刻,或练字、绘画等,可使情绪稳定,对稳定和控制病情有利。此外,遇到不满意的人和事,避免正面冲突,遇事要想得开,切忌发脾气或生闷气。还应培养多种兴趣,做到笑口常开,乐观轻松。

3.纠正猜疑心理。不要总把注意力集中在疾病上,稍有不适便神经过敏,猜疑血压是否上升了,是否发生并发症了,终日忧心忡忡。对于高血压患者来说,稳定心理才能更好地稳定血压。

Q2 | 为什么垂钓能改善高血压患者的心境?

垂钓是治疗高血压的一种心理疗法,当一条活蹦乱跳的鱼儿咬钩后,会使人欣喜万分,心中的快乐难以言表。鱼儿进篓,又装饵抛钩,寄托新的希望,所以,每一次提竿,无论有没有鱼儿咬钩,都是一次快乐的享受。此种乐趣易冲淡高血压患者精神上的忧虑,有利于血压的稳定和病情的控制。

Q3 | 音乐能调整高血压患者的心理状态吗?

音乐不但能调整高血压患者的心理状态,还是降压良方。听了音乐后,皮肤温度会明显升高,血压下降,呼吸减慢,感到舒服、放松和自然。有的音乐还能增加脑部的血流量,有的会降低血流速度,缓和外界的噪声等带来的不良刺激。因此,凡有条件的高血压患者不要忘记,每天用音乐来调整一下自己的心理状态。